Quantum-Touch
The Power to Heal

量子觸療好簡單！

能量養生新趨勢，
療癒保健自己來！

理查・葛登 *Richard Gordon* 著 ｜ 林時維 醫師 審訂 ｜ 蔡永琪 譯

量子觸療的禮讚

不論是專業人士或業餘人士，量子觸療都是重要且珍貴的工具。

——《另類醫學雜誌》（*Alternative Medicine Magazine*），2001 年

量子觸療很容易學習，對身體能量系統有重要的影響，可大大地改變人們的生活。

——醫師 里歐納·萊思高（Leonard Laskow）

每次我運用量子觸療，都對結果訝異不已。病患身上的病痛很快就消失了，其速度之快，真令人驚訝。

——家庭護理診斷師兼醫師助理 蘿波塔·賀洛賀（Roberta Horoho）

在能量療癒裡，療癒師的功能就如同能聚焦的透鏡，療癒師引出生物能量，將能量聚集到對象的能量場，所以透鏡的清澈度相當重要。簡言之，量子觸療穿越療癒師的自我意識，這提升了療癒師作為聚焦透鏡的清澈度，此功效也使量子觸療成為其他能量療癒技術的一個有用的輔助技術，並使其本身成為卓越的療癒技術。量子觸療優雅地將療癒的生物能量賦予療癒師與對象，可說是目前能量療癒方面最新穎的技術。

——醫學博士 傑瑞·皮特曼（Jerry Pittman）

量子觸療的技術簡單易學，能提供平衡、療效、舒適，並重新調整姿勢。理查·葛登獨一無二的天賦，將困難的概念變得易於理解，並致力於將這份工作帶給全世界，這令我相當佩服。

——脊骨神經醫師 大衛·卡尼澤（David Kamnitzer）

我所受的律師訓練使我對於自稱為療癒師的人，自然抱持著懷疑的態度；然而，在學會量子觸療後，我發現這個導正療癒能量的技術不僅有效，且是每個人都可以學會的。我曾幫弟弟改善長期性的背部疼痛，我女友的心悸與過敏症狀也在這種能量療癒下出現良好的成效。我強烈推薦量子觸療給每個人。

——律師 約翰·諾瑞托（John W. Noretto）

量子觸療是神奇的療癒方式。之所以說它神奇，乃因它是如此簡單易學，而你也已經擁有實施量子觸療所需要的工具。量子觸療真的很有用！

——認證針灸師 桑德拉·阿勒斯壯德（Sandra Alstrand）

我熱愛量子觸療。從我首度研究「極性療法」（Polarity Therapy）起，就已接觸能量醫學好幾年了。量子觸療是高等的能量療法，我運用量子觸療療癒病患、家人，效果都很好。

——脊骨神經醫師 哈比·阿布杜拉（Habib Abdullah）

理查·葛登為大家打開能量療癒的大門，技術簡單但效果卓著。每個人都能快速學會量子觸療這個系統，而且可以應用在個人的日常生活中。

——史丹佛大學客座教授暨哲學博士 克里斯·杜菲德（Chris Duffield, Ph.D.）

量子觸療從核心層次接觸能量，其所提升的療效驚人、快速且有效。我強力推薦此方法。

——認證針灸師 賈桂琳·羅瑞（Jacquelyn Lorell）

量子觸療這個系統充滿神奇的力量，所有人都可立即輕鬆地運用量子觸療的技術。這本書是富有啟發性的禮物。

——理學碩士與註冊藥劑師 葛洛莉亞·艾薇諾（Gloria Alvino）

就我個人豐富的經驗而言，我從未見過可與量子觸療相比擬的正面效果。在極短的期間內，量子觸療便能讓受傷的隊員恢復競爭力，就連療癒結束後，受傷的部位仍可持續地改善。

——加州大學聖塔克魯茲分校男子籃球隊教練 杜恩·嘉納（Duane Garner）

理查·葛登天賦異稟，能清楚地解釋何謂能量療癒，讓新手與專業人士都能了解。理查的第一本書《你的療癒之手：極性體驗》（You Healing Hands: The Polarity Experience），讓許多人明白如何將療癒能量運用於日常生活中。現在，理查帶領我們走向更深奧的旅程，告訴我們如何啟動療癒裡最深的層次。他巧妙而生動的描述，將如何發現量子觸療的故事串連起來，讓大家輕鬆地學會這項新穎有趣的技

3

術。本書對於所有保健專家而言都極其珍貴，對於研究員來說，量子觸療的現象則是不可錯過的重要機會。

——吉姆·歐什曼博士（Jim Oschman, Ph.D.）

對於專業的能量醫學療癒師而言，量子觸療的應用效果就和靈氣（Reiki）療法與其他實作療癒等技術一樣。對於業餘人士而言，量子觸療則賦予每個人接觸自己天生便擁有的療癒能力。

——史丹佛大學替代與另類醫學專案計畫協調人與文學碩士
艾倫·帝努奇（Ellen DiNucci）

量子觸療真的太驚人了！才兩天就成功地鬆開我的肩膀，在那之前，我接受過好幾個月的物理療癒與其他療癒方式，卻一點用處也沒有。量子觸療現在成了我執業的療法之一，我強力建議大家學習這個簡單又威力巨大的技術。

——職業療癒師 比利·沃爾夫（Billie Wolf）

量子觸療能讓一般人輕易且迅速地專注在生命力量，並強化生命力能量，成為極有力的實作療癒者。對於那些採用極性療癒、按摩或療癒接觸等療法的人而言，量子觸療可以讓你的工作進入全新的層次。

——註冊護士、認證按摩療癒師、註冊極性療法與療癒接觸療法講師
海瑟·沃爾芙（Heather Wolfe）

量子觸療完全舒緩了我長期的背痛，遠勝於整脊術、物理治療或藥物。對於想要在職場更上層樓、致力於更高層次的護士而言，量子觸療是相當可貴的資產。美國各地的護理學校都應該開授這類課程，量子觸療能轉變當前備受限制的護理方式。

——認證註冊護士、公共衛生護士與認證戒毒註冊護士
羅拉琳·麥可利（Lauralyn C. McCurry）

當我結合量子觸療與靈氣或頭薦骨療法時，所得到的療癒效果較以往都有長足進步。量子觸療喚醒了雙手的神奇力量。

——頭薦骨療癒師與靈氣導師 羅尼·法蘭克（Roni Frank）

謹將本書獻給全世界的讀者，你們已覺知到療癒不僅是真的，同時也是最容易學習的技術。我謹以這種不容否認的具體生命力覺知，透過本書來提供以生命力能量為基礎而研究的新科學分支：生命力科學（Life-Force Science）。

我相信，有一天，「生命力科學」會將意識層次帶入物理、化學、生物、醫學與心理學的理解中。

我滿懷感激地將此書獻給我們共享的未來。

——理查・葛登（Richard Gordon）

目錄 Contents

【審訂序】
一切又回到原點

　　宇宙其實是奇妙的，十年前當我取得初級量子觸療講師資格時，我就有請台灣出版社幫我接洽翻譯這本書的事宜。程序進行到一半，美國方面突然喊停，因爲原出版社早已賣出中文版權，無奈但也只得作罷。之後，《量子觸療好簡單》就出版了。其中的章節內容經過編輯重新安排後，呈現另一種工具書的風貌，但也稍微造成讀者的混淆，因爲原書其實是理查‧葛登在其量子觸療研習會的原音重現，內容順序的調整，對課程節奏的掌握會有所影響。另外，有些重點技術的翻譯有所誤差，造成教學上的困擾。這次承蒙橡實文化爲了量子觸療的推廣，願意耗費人力、物力重新改版，再次感謝。

　　這次審訂改版除了恢復原文書的章節順序，更正翻譯，補上遺漏的圖片外，某些部分經過重新翻譯，希望能把量子觸療的原意、精神及技術，眞的「好簡單地」讓讀者清楚了解。

　　在這裡還是要再次提出在台灣特別要注意的事項，因爲醫療法的規定，非領有醫事人員證書者，不得執行醫療行爲。所以，在本書中已避免使用「量子觸療」執行「醫療」或「治療」、「診斷」疾病的

詞句，均改用「療癒」代替，可供普羅大眾使用，避免衛生機關質疑。在台灣，目前氣能治療仍在灰色地帶，無明確主管機關，請各位有志從事者注意。

　　量子觸療開啓了我對能量療癒的認識，使用它帶給我許多奇妙的經驗，經過這些年來，美國量子觸療機構也作了很大的轉變，原有的進階課程從「超級充能量子觸療」（Supercharging QuantumTouch） 及「本質核心演進轉變 一、二」（Core Transformation I, II） 改成了「量子觸療2.0」，讀者可以閱讀《量子觸療2.0：解放你超乎想像的療癒能力》一窺究竟，當然，我終於也完成了多年來的願望。

基礎量子觸療課程講師　林時維

林時維醫師簡歷
- 量子觸療認證專業人員
- 基礎量子觸療課程認證講師
- 中華民國復健醫學專科醫師

【推薦序1】

手法簡易但理論深邃的一種觸療法

當我剛拿到本書初稿時，被書名嚇了一跳：「量子觸療好簡單」。「量子觸療」到底是指什麼？看看它的英文原文，還眞是Quantum（量子）－Touch（觸摸）。我當時心裡想著：這也許是一般目前在民間相當流行的各種推拿、按摩或指壓之類的療法吧！但是細讀本書後，發現作者是在介紹一項十分奇妙但被人忽略的療癒方法。首先，這是此類「手法」中最輕微的一種，甚至於輕微到只用手輕觸或只使用意念即可達到療癒效果。其次，療癒師必須了解自己，熟悉自己的感覺才能感受到受診者的感覺及需求，更要學會控制自己的呼吸及生命力。最重要的是，療癒師的出發點是基於「愛」，用這種生命力去帶動及矯正受診者的生命。假如眞能做到的話，這可眞是難能可貴。

這種療癒的原理在本書第二章以極爲簡練的文字，正確地詮釋了「量子力學」的基本原理：「共振」與「互引作用」，因此書名使用「量子」並非「假借」或「意譯」。至於「觸療」的部分，從作者對於療癒機轉的描述：診療師只是保持著協調的能量，讓患者的能量

可以配合能量的振動。接收能量者身體中天生的智能，會因為這對自身有益而促使療癒產生，所以身體能用深不可測的智能層次來自我療癒……這段話非常符合傳統中西醫學中都重視的加強免疫力的說法。因此，本書可以說是在介紹一種手法簡易但理論深邃的觸療法，讓人人都能在幾個簡單的技巧協助下，在日常生活中就能廣為應用，而這確實是不可多得的一種自我療癒做法。

在本書下面的章節中，作者介紹了與量子觸療有關的全部技術以及在臨床上的應用，而這些有層次的技術內容都與各類氣功的原理、原則符合。在應用篇中，作者列舉了許多生動的個案及感人的故事，也附加嚴肅性的科學文獻作為佐證，揭去量子觸療神祕的面紗，還原其真實可貴的一面。總之，這是一本值得推薦的好工具書。

國際醫學科學研究基金會董事長　崔玖

崔玖醫師簡歷
● 新圓山診所負責人
● 國際醫學科學研究基金會董事長

【推薦序2】
自我養生保健的入門書

何謂「健康」？從古文造字來看，「健」是指品德、智能和體魄皆完美無缺，並達到剛強有力之完善程度；「康」為充實飽滿而獲致安寧之狀態。在英文當中，「HEALTH」的字根就是「WHOLE」，也同樣意指全然完整與強而有力的狀態。至於「痊癒」又是什麼意思呢？「疒」指的是倚靠憑藉，「全」乃是完整一體的意思，「愈」則是身心藉他力或載具而達另一境地。我們再來看「疾病」的意思：「疾」指的是速度太快造成的擾動，引申為初始變化的急性不適；「病」則是拖延日久的不安，引申為較嚴重的身心問題。英文的「disease」指的就是這類急慢性的紊亂，失卻憑藉而無所倚靠；「disorder」更指出生物身心系統失序或亂度增加的處境。

當今醫學偏重於疾病的解決，但因對疾病的來龍去脈和根本性質疏於了解，以致一病未瘳，二病繼起，醫者反倒扮演起壓制症狀卻干擾著自我療癒系統的角色，甚至成為許多疾患與新型疾病的產製者。其實，醫藥（medicine）和靜思（meditation）二詞語出同源，意味著吾人只要在寧靜之中思考出創造秩序（order）與將事物簡化（ease）

的方式，即可獲致療癒的目的；只要我們不去切割事物或身心靈的完整統一性，生命這一個玄妙無比的自組織系統便能憑著各種媒介（medi-）重拾平衡穩定與寧靜。

量子觸療是一種易懂易學的痊癒技術，它利用量子時空聯繫的科學原理，透過療癒者與宇宙部分共鳴的特性，將自身作為媒介，引導零點場（zero-point field）中生滅不已、取之不盡的能量，在其他個體、物質、甚至自己身上產生作用力，以達到療癒的目的。

本書作者配合獨特的呼吸技巧及簡單的身體察覺練習，透過共振相位鎖定強化並發展出自然構築的治療能場，來幫自己或他人處理生活上的各種失調或不適。對此，歐美目前已進行過多項臨床試驗，在各級醫療單位透過護理人員、復健醫學或手術過程的使用而獲得印證，並經常收到奇蹟式的功效。台灣目前也有美國國際整體暨自然醫學學會（IHNMA）等單位在推廣，雖然學的人多，懂的人也不少，但切實在日常生活中實踐，並不斷提升自己的療癒技術與領悟深度的人，終究仍是寥寥可數。其原因大致有二：一是各類功法理論充斥，往往一門技巧未能深入演練，便有其他理論觀點介入，干擾著學習者的判斷及堅持度；二是多數療癒者皆強調其技術之快速性與有效性，忽略以基本的科學原理當作傳習的架構，徒就個人領會之哲理或對古

人粗淺之臆測便下斷論。

在本書中，作者先將量子場域中關於能量生成傳輸的艱深原理，用淺顯的筆觸加以描述，再由簡馭繁，旁徵博引，逐步介紹各階段的練習方式，讓一般人士不用透過名師或高收費，就可在日常生活中簡單實踐與運用。其中有幾個重要觀念值得特別從書中引出：其一是宣稱能療癒他人的人若非無知，就是未能弄清楚狀況，或是驕傲自大或是癡人說夢，療癒師所做的不過是提供共振能量，讓別人能自己進行療癒。其次，療癒師若缺乏覺知呼吸與覺知身體的技巧，那麼在量子觸療時就有可能陷入與患者相同的振動，因而變得疲憊不堪。其三，習得正確的技術後，反倒使用愈多這類的能量，就能擁有更多，絕對不會有耗盡之虞，究其理，療癒乃源自愛的力量，不需專家即可達到。

對各類能量醫學領域有所接觸的同好，可能對這些觀念或親身遭逢的種種現象曾陷入迷思，但當您完全了解量子場域的各項基本原理後，就能走出迷宮，不會被坊間各種似是而非的說法所困惑。世界上每件事物都是由不同頻率與波形的振動所展現，人們的身心亦復如是，健康與快樂的振動具有和諧而自由的特徵，痛苦與疾病則呈現沉重而雜亂的波動。由於負面思想、缺乏愛心與信念，許多施術者才會

創造出各種禁忌和警示，衍生出各種恐慌與失敗，繼而讓一些簡單易懂的療癒方式，變成需要高深學問的獨門祕笈。作者能將量子觸療或遠距傳輸當作生活中的探索與遊戲，摒棄身為嚴肅的治病者和偉大療癒師的形象，顯然已經貫通了量子世界的奧義與精髓。

期待讀者能將這本書當成自我健康的入門書，先運用唾手可得的能量場域調整自我，讓自己身心靈先行協調統一，接著再隨著作者的導引，進行一些自利利他的療癒遊戲。

如魚在水中，得水何其樂！

何期自性本自清淨，何期自性本來具足！

與大家共勉之。

正觀身心靈整合醫學診所院長　張文韜

張文韜醫師簡歷

- 中華全人健康促進學會監事
- 中華身心靈健康發展協會常務理事
- 台北市骨節整復職業工會技術鑑定委員
- 中華民國能量醫學學會學術委員會主任委員
- 國際自然療法學院量子醫學特聘講師
- 台北榮民總醫院傳統醫學研究中心醫師

【推薦序3】
自我療癒的新趨勢

　　狄樂若斯‧克瑞格（Delores Kreiger）於二十年前引進「接觸療癒」（Therapeutic Touch）的概念後，就一直廣為護理界所採用。就像條條大路通羅馬，「療癒」的技術當然也有許多種，對我而言，我稱這些為世界通用之「神祕療癒」（sacred healing）概念的一部分。

　　我本人與理查‧葛登親自見面，我與我的員工也曾接受過他的量子觸療訓練。我們甚至無須接觸病患就可施展此療法，並能改變病患的腦電圖！我們有好幾個飽受長期疼痛之苦的病患，都因而舒緩了症狀。有位年輕女士在拔完智齒後接受量子觸療，明顯地迅速緩解了她的疼痛。二十五年前，莎莉‧哈蒙（Sally Hammond）便在其著作《我們都是療癒師》（*We are All Healers*）一書中，強調每個人潛在的療癒能力。量子觸療似乎是第一個能讓大家都成為療癒師的技術。

　　誠摯地祝福你

醫師、博士　*諾曼‧席利*（Norman Shealy）

- 席利全面醫療保健機構（Shealy Institute for Comprehensive Healthcare ）創始人
- 美國整體醫學會（American Holistic Medical Association）創始會長
- 佛斯特專業心理學學會（Forest Institute of Professional Psychology）心理學研究與臨床教授

【前言】

自己就是
量子觸療診療師

量子觸療是一種「實作療癒」（hands-on healing）❶，一定要親眼目睹其效果才會相信。只要輕輕碰觸自己或他人的身體，便可明顯地加速身體的療癒反應，這效果是立即且獨特的。只需輕輕碰觸，你便可看到骨骼自發性地重新排列整齊。你無須擔心是否做得正確，因為身體自己便會決定骨骼該移往何處。除了結構的排列整齊之外，也能迅速減緩疼痛與發炎症狀，同時平衡器官、系統與腺體。

為了能充分運用量子觸療，你只需學會不同的呼吸技術、身體覺知的冥想，以及手的擺放位置。凡是應用本書所介紹的原則與技術，便可僅在一天內成為頗有能力的療癒師，因為療癒的能力是每個人與生俱有的，就如剛組裝好的新車一樣，全都配備有方向盤、車窗與車門。幫助療癒他人的能力，原本就自然內建於我們的身體內。就如孩子都能走路、學習語言、笑、哭與愛人，我們全都擁有成為療癒師的能力。

一旦你學會量子觸療，就絕對不會忘記如何運用。這個過程非常類似學騎腳踏車，在開始學之前，大概會覺得不可能挺身坐在兩個細細的輪子上；但是一旦開始能保持直立後，就如奇蹟出現一般，再過一陣子後，就會覺得那是既自然又理所當然的活動。

在第一次看到運用量子觸療的功效時，幾乎所有的人都會大為驚訝且畢生難忘。如同我方才所說的，這種經驗就像學騎腳踏車一樣，

---

❶ 審訂註：hands-on healing 為理查‧葛登個人所創用，在本書所指「hands-on」為實務、實作之意，相對於「hands-off」觀察、理論之意。

原本像奇蹟般的事，就變得既自然又可被期待。此外，知道自己可以協助別人療癒，會感到狂喜與滿足。不過，我得給你一個小小的提醒：我相信這種狂喜是會傳染的。

狄帕克・喬布拉 ❷ 寫道：「若要提升療癒反應，你必須超越身體的細胞、組織、器官與系統等所有較粗顯的層次，抵達心靈與物質的轉換處，亦即意識開始發揮功效的地方。」我相信，的確有這麼一個意識與身體交錯之處，而它是以量子（次原子）層次存在，而且我們能透過愛與意念來取用這心靈與身體的獨特聯繫。藉由內在愛的力量，我們可以積極地、有力地啟動身體本身的療癒過程。從DNA到骨骼，所有的細胞與系統，都可毫不費力地回應愛的療癒性振動。

以下這些是我希望讀者能了解與量子觸療相關的有趣事情：

在美國、加拿大和歐洲，研究量子觸療的各類實作療癒的療癒師們告訴我，量子觸療大幅提升了他們療癒時的力量或功效。整脊師視量子觸療為高階的整脊術，物理療癒師視之為較有效的物理療癒，針灸師也同樣說它就如進階的針灸療法，靈氣 ❸ 導師則稱它為「充能靈氣」（Reiki empowerment）或「渦輪增壓靈氣」（turbocharging the Reiki）。

---

❷ 譯註：狄帕克・喬布拉（Deepak Chopra）被譽為當代最具原創力與最有深度的思想家之一，是主張身心調和、心靈意志主導一切的醫學博士。

❸ 譯註：靈氣（Reiki）療法是約一百年前由日本臼井甕男開創的實作療法，係透過雙手將宇宙療癒能量（即靈氣）傳送到身體，以達保健強身的方法。

　　量子觸療也可以與其他多種保健療法配合得天衣無縫，比如按摩、浪越氏指壓法 ④、仁神道穴位指壓 ⑤、穴位按摩（accupressure）、極性療法（Polarity Therapy ）、頭薦骨療法（cranial sacral therapy）、接觸療癒 ⑥ 與療癒接觸 ⑦ 等，結果都令人驚喜。

　　量子觸療是個可單獨執行的奇妙療法，非常適合未曾受過任何訓練的人學習及應用。

　　在目前可以學習的療癒技術中，這或許是最簡單的一種，幾乎每個人都能在兩天內學會運用這種獨特的療法。量子觸療是如此簡單，你可輕鬆地從本書中學會此技術，連孩童都能立即學會並運用。

　　量子觸療將賦予大家力量，有效舒緩嚴重的疼痛，幫助朋友、家人減輕病痛之苦。它真的是在生活上必要具備的生活技術之一。

　　就我個人私心而言，我希望生活在一個眾人都視此療法為真實的世界裡，在此世界中隨時隨地都可進行量子觸療，可以立即傳達人性

---

④ 譯註：浪越氏指壓法（shiatsu）是由浪越德治郎先生所創辦，是利用手指來施壓全身體表中的一定部位，以解除體內存有的疲勞素，促進體內原有的自癒力功能。

⑤ 譯註：仁神道穴位指壓（Jin Shin Do）的創辦人為加州心理治療師愛歐納・瑪莎・提葛登（Iona Marsaa Teeguarden），該按摩療法結合了日式穴位按摩、中國針灸、氣功、西方心理學治療原理與東方道家哲學。

⑥ 譯註：接觸療癒（Therapeutic Touch）是用手置於受診者身體上數公分，以移去能場障的一種另類療法。

⑦ 譯註：療癒接觸（Healing Touch）是用雙手輕輕碰觸或滑動通過患者的能量點，例如肩膀、腳與前額，並在每個能量點上停留數分鐘，以調節能量平衡的療癒法。

和善與慷慨的美好本質。基於這些與許多其他誠摯的期望，我邀請你和我一起加入這趟美妙的發現之旅，共同發掘量子觸療的神奇世界吧！

「懂得每一件事並不重要，只要明白重要的事情就好了。」

——米蓋爾‧德‧烏納穆諾 ❽

---

❽譯註：米蓋爾‧德‧烏納穆諾（Miguel de Unamuno，1864-1936），西班牙教育家、哲學家與作家。著有《迷霧》、《杜拉阿姨》、《生命的悲劇意識》等。

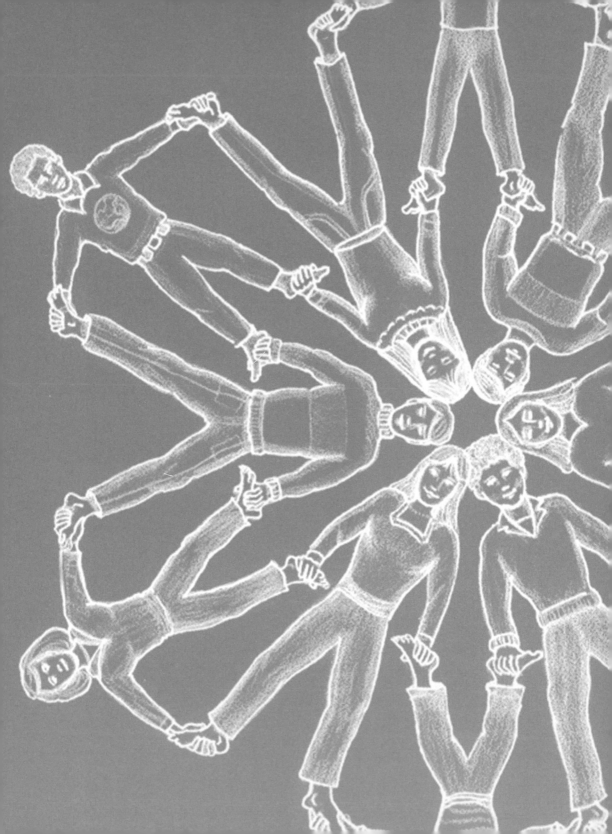

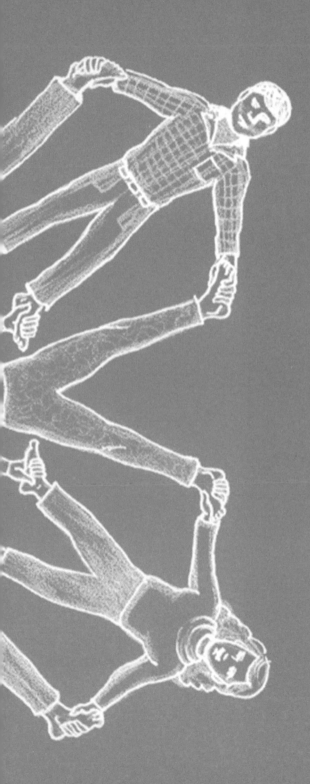

Part 1

準備篇

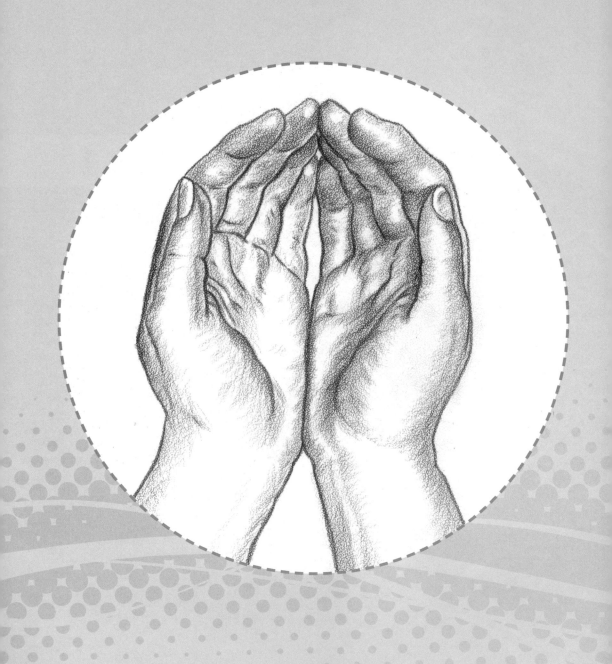

1

發現之旅

一個深刻銘記的祝福

療癒是真實的，

任何人都能做到。

每個人的愛都具有價值與影響力，

你的愛也是如此。

成為療癒師的能力是一種天賦，

這份內在的天賦僅需要我們去發現。

它在我們出生時便已存在，

這是人類都擁有的標準配備，

永遠內建在系統之內。

咖啡館療程

「我媽媽非常不舒服，她可不可以坐在這兒？」一位年約六十的婦人問道。我跟朋友本來在看一本有關蝙蝠的圖畫書，立刻從書店的長椅上起身，讓位給那名婦人。這位年紀非常大的老婦人彎著腰慢慢地坐下，因為疼痛而氣喘吁吁。我問她女兒她怎麼了，心想老太太或許需要協助。她說母親有很嚴重的背痛。

我猶豫了約三十秒，在心裡辯論著該不該插手，但內在的「療癒師」最終占了上風。我跟這個女兒解釋，在我的專業裡，我運用某種實作療癒，只需輕輕碰觸疼痛的部位，不知她母親是否願意試試這種療癒。這個女兒以法文跟母親解釋，老太太說沒問題。我平常就可把任何地方都當成工作間，常常在音樂會、演講、電影院、高爾夫球場、會議、超市等任何地方進行療程。我稱此為「咖啡館療程」。

我請老太太指出疼痛部位，並由她的女兒翻譯。一會兒後，我已跪著並將雙手放在她母親下背部的疼痛處。當我開始透過雙手「傳輸能量」時，老太太費力地呼吸，臉上因疼痛而扭曲變形。不到五分鐘，她的臉看來就已安詳平和了。她轉向我說：「謝謝，我現在覺得好多了。」兩位婦人起身，對我笑了笑，不發一語地離開了書店。

我立刻坐回長椅上，拿起書準備從剛才中斷的部分繼續看。令我驚訝的是，朋友顯然因為剛才的經歷而深受震撼。儘管我們是泛泛之交卻也認識多年，但不知何故，她從來不曾當場看見別人對我的無情

質疑。「經過剛才那件事，你怎麼還有心情看書？」她問道。

　　我解釋說這樣的療癒已是種平常的體驗，雖然我一開始做量子觸療時，都為這些經驗所震驚，但這些年來，我已愈來愈習慣這類經驗，甚至也學會期待這樣的結果了！

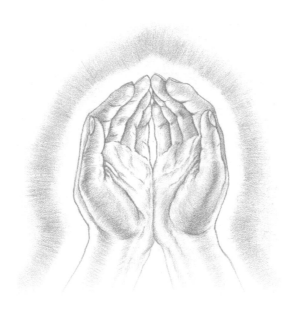

初期的震驚

對我而言，許多年來，類似剛剛的事情已見怪不怪。但我有時會忘了，對許多人而言，這些經驗對他們既定的認知，可能是個相當大的挑戰。老實說，我剛學會如何使用這類療程時，自己也驚嚇過好幾回。

我的第一本書《你的療癒之手：極性體驗》（*Your Healing Hands: The Polarity Experience*）於一九七八年即將出版前，有個朋友堅持要我參加一位知名療癒師所舉辦的研習課。課程開始後，我才驚訝地發現，原來那個獨自坐在一旁、不與別人交談、年約六十歲、身材魁梧的男士，竟然就是這個課程的主角。

我應該這麼說，當時是我人生最特別的一刻，我意氣風發，狂妄又自信，心想一個年紀輕輕的二十八歲小伙子，馬上就要成為在極性療法方面首先且唯一的暢銷書作家。然後，包柏‧拉思慕松（Bob Rasmusson）出場，他是個天生說故事的能手，當他說著一連串我覺得似乎完全不可思議的故事時，語氣平靜冷漠、不帶絲毫感情。接著，他請一位在場觀眾充當示範自願者，邀請我參加這門課的朋友很快就站起來。

我們花了幾分鐘的時間檢查她的姿勢。在那之前，我從未發現她的脊椎有那麼明顯的S形側彎：肩膀一側遠高過另一側，髖部同樣也一邊高一邊低。包柏就用最實際的方式處理，他依次碰觸著每個部

位，並清楚地指出，她的枕骨脊（頭顱骨底部）嚴重歪斜。他開始大力深呼吸，並輕輕碰觸她的枕骨脊，短短數秒鐘後，枕骨脊似乎變得完全平齊了。包柏碰觸她的髖部、肩膀，雙手由上而下處理她的脊椎處。坦白說，當我看到彷彿融化的骨骼歸位後，幾乎不敢相信自己的眼睛。整個療程只花了十到十五分鐘，她的彎曲脊椎幾乎就融化變直了，髖部與肩膀也回到正確的位置。如果用最不誇張的態度說，我確確實實是看得目瞪口呆！

我當下得到三個主要的結論。首先，包柏‧拉思慕松絕對擁有某種罕見且驚人的天分；其次，這是別人學不來的；第三，我絕對也學不會。但是到了當天活動要結束時，我發現我已經勉強能用輕輕觸摸來改變骨骼的位置，這讓我大為驚訝。謝天謝地，我的三個結論都是錯的。

我很快就成了包柏的朋友及鄰居，經常待在他家，觀察他工作的情形，試著想辦法找出他是如何辦到的，以及為何他會比他所訓練的學生擁有更強的能力。

在接下來的幾年裡，我每天都花上數小時的時間來練習傳輸能量。最後，我終於開始能在療癒時嘗試發揮創造力，也能找到新的方法來增強及提升自己的能量，甚至達到連包柏也想讓我幫他療癒的程度。

挺直腰桿的瑪格麗

我從事療癒工作以來，最令我驚訝的一件事是發生在我跟從包柏學會基本技術的兩年後。那時我人在洛杉磯，正為一個八人小團體示範量子觸療。瑪格麗自願當我示範的對象，她的骨質疏鬆症相當嚴重，背部呈嚴重駝背狀，讓她在走路時視線只能往下看著地板。我讓她反著穿鈕釦式的上衣，讓鈕釦那面開口在背部，以便能仔細查看她的背部。

剛看到瑪格麗的脊椎時，我確實嚇了一大跳。每塊脊椎骨都嚴重歪斜，某塊脊椎骨太偏向左側，而下一塊脊椎骨更偏向左側，再下一塊不知為何又大規模地被推向右邊，有些骨骼則向外凸出到令我難以置信的程度，看起來就跟恐龍的骨骼沒兩樣；其他骨骼則嚴重內縮。看到瑪格麗的脊椎骨，就不難理解她走路時為何會駝背了。

我開始運轉能量到她的脊椎，一次只在一塊脊椎骨上，大約一至兩分鐘後再往下移動到下一塊脊椎骨，重複同樣的動作。約莫十五分鐘後，這群人開始談論起效果來：「看起來好像比較好了？或者那是我的想像？」再過十五、二十分鐘後，我開始聽到有人說：「我現在非常確定看起來好多了。」那些椎骨似乎逐漸找到排列比較整齊的位置。再過十五分鐘後，開始有這樣的評論：「喔，我的天啊！真的是好太多了！」一小時又十五分鐘後，在場的每個人全都驚訝不已。

我幾乎不敢相信自己的眼睛──瑪格麗的每塊脊椎骨現在都在同

一條直線。原本嚴重向外凸出的脊椎骨，現在似乎都回到適當的位置；而原本向內凹進的脊椎骨，現在則似乎跑出來了。瑪格麗站起來，突然間她比我還高了。先前她駝背時，我們兩人可雙眼平視對方。瑪格麗的女兒走進房間，一看到母親可以挺直身子站立，就哭了起來。母女兩人相擁而泣，房間裡的人不斷討論這件事，我則和他們一樣對結果驚訝不已。

回到暫居的洛杉磯友人家裡時，當天發生的事早已讓我美好、愉快的信念陷入一片混亂中。我記得當時自己背靠牆壁坐在地板上，想著剛才發生的事。突然間，我聽到自己的腦中有個響亮的聲音說道：「那些事都沒發生過！」那一瞬間，我真的相信如此。

接著，我在內心開始抗議，回想起大家都說那女人的脊椎慢慢地看起來好多了，椎骨們還移動排列成了一直線。我回想著當她站起身來，又高又直，還有她與女兒喜極而泣的真誠模樣。「不，」我在內心抗議著，「真的發生了！這是真的！」

舒適怡然的兔子

下一回我受到的驚嚇就輕微許多了。我的朋友卡羅有陣子住在我家裡，由於那時接近復活節，她帶了一隻兔子寶寶來。某天我回家時，發現那隻可愛的小動物不在箱子裡，地板上到處散落著棕色的小彈丸，於是我決定把牠逮回箱子裡。我在屋內四處追著兔子先生跑了約一、兩分鐘後，總算把牠逼到角落了。

當我把雙手放在兔子小小的身體上時，可以感受到牠恐懼地顫抖著，於是我就想若運轉能量給兔子，不知結果會如何？

運轉能量一、兩分鐘後，我感受到兔子不再發抖了，牠的小小肌肉在我的雙手下放鬆。出於好奇，我繼續運轉能量，大約再過幾分鐘後，兔子做出了完全出乎我意料之外的事，牠的前腿與後腿各往前後極盡地伸展，全身放鬆地躺著。

「哈！這可真好玩。」我繼續運轉能量給牠，接著兔子突然翻身，四肢仍然伸展著，而我的雙手就放在兔子的肚子上。兔子看起來彷彿躺在海灘上，攤開四肢做日光浴，過著愉快一天的模樣。

我從未見過也沒聽過兔子會做這種動作。從那時起，我開始有個想法：這些療程會發生相當不可思議的事。

擺脫膽囊發炎之苦的包柏

某天早晨，我接到包柏·拉思慕松的電話，他說他有膽囊發炎的問題，痛得不得了，但又不認識洛杉磯的療癒師。他問我是否可從聖塔克魯茲南下，開車（車程約需七小時）到洛杉磯幫他療癒？我立即取消當天的行程，二十分鐘後，我已坐在車子裡，準備前往探視包柏。

到了洛杉磯後，我把車子停在包柏暫住的汽車旅館，發現他躺在床上。他說醫生想要割掉他的膽囊，但他不想讓陌生人開腸剖肚拿掉一個重要的器官。於是我爬上床，雙手放在他的膽囊上方運轉能量。

就像以後你會學到的，這項工作需要療癒師專心一致，必須努力地工作並專注在呼吸上。約莫一個半小時後，包柏的疼痛解除了，在療程的後半段，他一直不斷地流汗。他下床沖澡，洗過澡後，他只說了聲謝謝，並覺得身體好多了。

當天傍晚我就開車回到聖塔克魯茲。十三年後，我才知道那個療程的全部結果：包柏從此不曾再有過任何膽囊的問題。

這些初期的「震懾」，幫助我逐步在量子觸療上演進。看到骨骼突然移回原來的位置，讓我向前跨出了一大步。目前能讓我大吃一驚的，通常是看到學生做到我從未做過的事。

現在我已不再對量子觸療的效果那麼驚訝了，而是心底深處被感激與奇妙所深深觸動著。

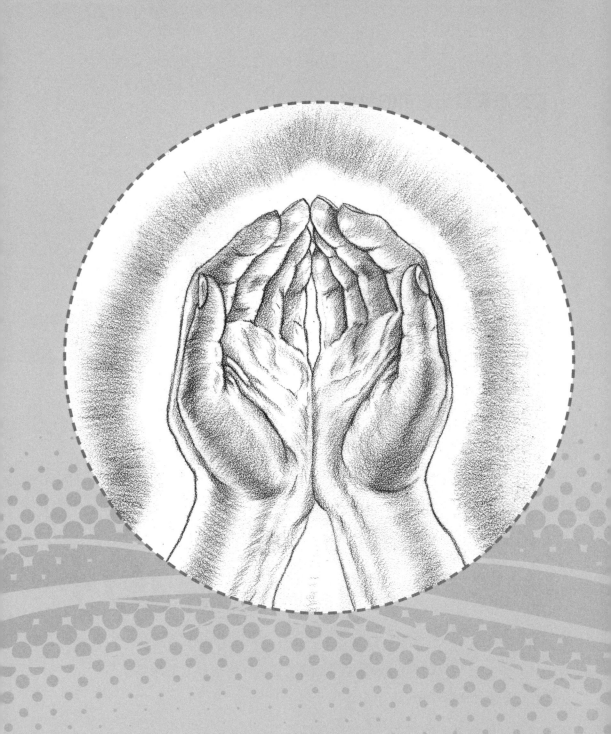

2
共振、生命力與
量子觸療的原則

在我們的意識表層之下，

蘊藏著一個振動的浩瀚世界。

就如水生昆蟲忙著在湖面滑行運動，

我們往往錯過那存在於直覺水平面下的寬廣國度。

共振與導引作用的療癒能量

在共振看似簡單的功能下，真實存在著神祕而奇妙的部分。從銀河到次原子，所有的人和分子皆隨著共振而起舞。

倘若一架鋼琴和一把吉他都已調好音，那麼在鋼琴上彈G鍵時，吉他上的G弦也會振動。聲波會移動空氣，將鋼琴的音波能量傳遞至吉他；同樣的，已設定在同一頻率振動的振動器，便可輕易地互相傳遞彼此的能量。在這個例子中，由於吉他與鋼琴的音調在同一頻率，因此吉他上的弦便可吸收鋼琴的能量波。只要設定類似頻率，這些振動器便可形成所謂的共振系統，吉他和鋼琴的弦便可彼此互相共鳴。

若將一些鐘擺式的老爺時鐘掛在同一牆面，鐘擺以各自不同的步調擺動，隔幾天後，這些鐘擺便會開始鎖定為同步調而一起擺動起來。在這個例子中，透過同一面牆傳遞的能量，便足夠讓這些鐘擺彼此同一步調地擺動。這便是導引作用（entrainment）。導引是一種可讓兩個頻率相近的系統調整其運動與能量，使彼此的節奏與步調互相配合的現象。這種現象也發生於電子學的範疇，當你將頻率類似的振動電路調到接近的頻率時，速度較慢的電路會加快速度以配合較快的電路。在這兩個例子中，我們可以看到能量是如何從一個相近頻率的系統傳遞到另一個系統。

我們可從這些學到什麼呢？首先，當兩個系統以不同的頻率擺動時，會出現稱之為「共振」的推進力，促使兩個系統彼此傳遞能量。

當兩個頻率類似的系統以不同的頻率振動時，會出現稱之為「導引作用」的另一種能量傳遞，促使兩者平齊，並以同樣的頻率振動。不同的個體調整其運動與能量，使彼此的節奏與相位配合，這個過程便稱為「導引作用」。

這似乎也可應用在生物系統上。世界上許多地方，在溫暖的夜晚都可見到聚集在樹上的螢火蟲隨機閃亮，不久後，這些螢火蟲都會同步一明一滅地閃爍。我也常聽見蟋蟀或青蛙找到相同的節奏，協調彼此的鳴叫。在這些例子中，大自然發現到它導引個體協調運作是相當有好處或是經濟的。透過更神祕的過程，住在同一棟屋子或同一間宿舍的女人或許會發現，一段時間後，她們的月經周期也會規則地互相導引。甚至科學家已經發現，離開軀體的動物心臟若能保持跳動，又放在實驗室裡靠近彼此，也會互相導引，個別的心臟將會開始同步跳動。此過程似乎放諸四海皆準。

或許，艾札克·班多夫（Itzhak Bentov）在其一九七七年的精采著作《走在狂盪的鐘擺上》（Stalking the Wild Pendulum）裡所提出的見解，非常正確。他寫道：「我們或許可以把疾病看作是身體一、兩個器官頻率失調的行為。當我們將一個強力的和諧頻率運用在此疾病時，與其產生干擾模式的波動，器官或許又會再次以同調的頻率來脈動。」他認為，這個理論或許能說明能量療癒的確有其功用。我同意他的看法。

當兩個東西以不同的頻率振動時，透過共振與導引作用，如果不

是頻率較低的振動會加速、頻率較高的振動會減慢，就是這兩者會協調出一個中間的頻率。量子觸療的療癒師透過呼吸與靜心冥想技巧，學習提升雙手的能量振動以達到一個非常高的頻率。當療癒師將雙手靠近受痛苦折磨的病患時，病患的身體就如頻率類似的電路，會與療癒師的雙手產生共振與導引作用。愛是普遍共有的振動，能讓人們彼此互相傳遞療癒的能量。

布魯斯・博格（Bruce Burger）在其著作《奧祕的解剖學：身體即意識》（*Esoteric Anatomy: The Body As Conscious*）中寫道：「同步共振（sympathetic resonance）所描述的是，兩個同角度的波形會一起同時振動、傳輸能量與聯繫。因此，同樣波長與頻率的波動形式，將在天地萬物內互相牽引並影響彼此。這是了解聚集天地萬物某項動力學的關鍵，也是了解我們身體成為神聖音頻能量理論的關鍵。」

當療癒師運用量子觸療時，會儘量保持最高的振動，這振動會成為主導的頻率。「自我療癒者」（或可稱為「對象」）是身體正在接受療癒的人，他會與療癒師經由導引而去配合療癒師的振動。靈性導師拉薩利絲（Lazaris）曾經說過：「偉大的療癒者就是自己已病入膏肓但能快速痊癒的人。」我認為，宣稱能療癒他人的人若非無知，就是未能弄清楚狀況，或是驕傲自大，或是癡人說夢。療癒師所做的不過是提供共振能量，讓他人能自己進行療癒。

療癒師只是保持著非常強烈又同調的能量，讓對象的能量能配合著該能量的振動。接收能量者有著天生的身體智能，會做身體認為有

用的事，促使療癒產生，因此，身體能用深不可測的智能層次來自我療癒。西方文化往往將身體的天生自癒能力視為理所當然，而這才是真正的自我療癒者。倘若我們注視著自己身體的細胞，就會知道身上億萬個細胞正不斷地吸收著氧氣與我們所攝取的食物，並釋放出二氧化碳和其他廢物。這些細胞也正忙著複製與自我療癒，分分秒秒都有著成千上萬極為細小的變化。幸好我無須注意身體的這些活動，畢竟我連上回把鑰匙擺在哪裡都記不清楚了呢！

療癒師若缺乏在量子觸療時學到的呼吸與身體覺知技術，那麼就有可能降低成與對象相同的振動，因而在療程後變得疲憊不堪。只要我們能夠保持自然的高度共振，就不會在量子觸療時發生這種現象。

或許有一天，療癒者將會以所謂的「共振醫師」的面貌出現。

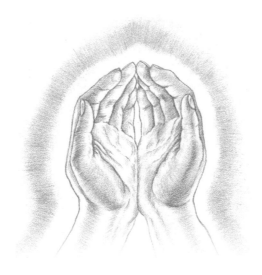

生命力

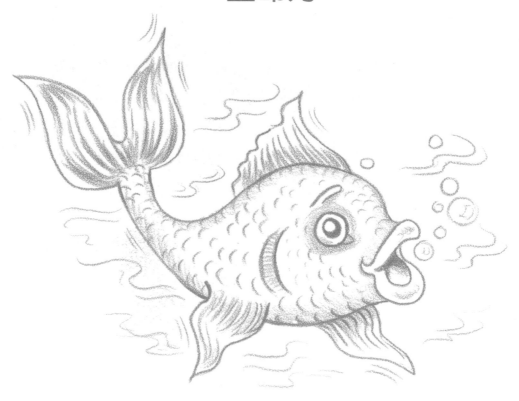

「不！我不知道水是什麼。」魚兒說道。

「你為什麼問這個呢？」

　　我們每個人的體內都有一股生命力能量，時時刻刻不間斷地流動著。就如同魚兒並無「水」的概念一樣，只有現代西方文化仍否定生命力的存在。依據科學方法的定律，每樣事物必須能被測量得出來，才能確定該事物真的存在。但由於科學家缺少精密的儀器，無法測量或證明生命力的存在，便否定了生命力的真實性。這就像因為自家電視機接收不到某個電視台，就認定該電視頻道不存在；這也像是因為無法測量出愛的長度與重量，於是否定愛的存在一樣。

　　生物與非生物之間的區別即在生命力這股能量。幾千年來，世界各地有許多文化都體認到這股活躍的生命之流，並將之運用於文化之中，中國人稱其為「氣」，日本人則稱為「気」。中國、日本與許多其他國家，將這股能量應用在各種具有療效的按摩技術、針灸與武術中。印度的瑜伽修行者稱其為「普拉納」（Prana），他們在練習瑜伽、呼吸控制法（pranayama，調息）或禪修與行醫時，會運用對普拉納的理解，透過修行來達到更高層次的意識層面。夏威夷的卡胡納（Kahunas）祭司則稱這股能量為「瑪納」（Mana），也將瑪納運用於實作療癒、遠距療癒與祈禱中。

　　事實上，諷刺的是，每個人分分秒秒都能感受到體內的生命力，只是不去察覺這份感受。許多人對生命能量的忽視，就如我們早已習慣於周遭街坊的背景雜音一般，以致聽而不聞；但如果停下腳步，注意仔細聆聽，就會發現這些街頭噪音。有時，最顯而易見的事物往往最容易被忽視──生命力正是如此。儘管我們現在缺乏對生命力的覺察，但只要我們懂得如何去尋找，大多數人無須費力就能感受到生命力的存在。

　　對於生命力與普拉納的領悟，或許是一種天生的直覺，甚至就存在於英語的語彙中。當某人過世，其活力與生命力從軀體消逝，我們便會說此人「呼出了氣息」（expired）；同樣的，當某人感到心中有股奇妙的創意之流，我們會形容此人是「吸入了靈感」（inspired）。上述這兩個詞彙也形容呼吸的動作，而普拉納的主要源頭正是呼吸。

　　總之，生命力能量是一股活躍的生命之流，以超越人類想像力的智能層次運行，並充滿於所有生物的體內。

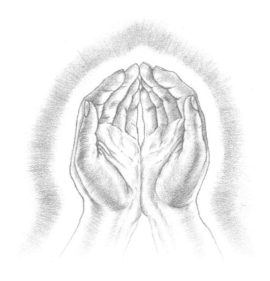

生命力能量學

生命能量的存在，可說有成千上萬的研究足以佐證。經實驗證明，遠距療癒與祈禱，對於細菌、酵母與其他單細胞生物、DNA、酵素、化學分子等都有驚人的效果。同時，也有大量針對植物、動物所做的研究，人類當然也在此研究範圍內。

這些研究之所以未納入標準教科書與大學課程教材內，我認為與科學界內部的權勢運作更有關聯，而無關於研究結果的正確性。社會學家瑪賽拉‧特魯齊（Marcell Truzzi）如此說道：「科學界的非傳統理念，鮮少為那些受惠於科學體制者所認同。」若你有興趣了解這類研究，我建議你參考以下的書籍：

- 《能量醫學：科學基礎》（*Energy Medicine: The Scientific Basis*）
  James L. Oschman Churchill
  Livingstone, Inc., 2000

- 《靈性療癒：一場療癒革命的科學證據》（*Spiritual Healing: Scientific Validation of a Healing Revolution*）
  Daniel Benor
  Vision Publications, 2001

● 《波動醫學》（*Vibrational Medicine*）

Richard Gerber

Inner Traditions International, Limited 2001

● 《無限心靈：人類意識感應學》（*Infinite Mind: Human Vibrations of Consciousness*）

Valerie V. Hunt

Malibu Publishing Company, 1996

你也可以聯繫這個機構：「國際精微能量與能量醫學研究協會」（International Society for the Study of Subtle Energies and Energy Medicine, ISSSEEM），網址 http://wwvv.isssccm.org。

生命力能量才是觸摸真正神奇之處

數十年來，醫師、心理學家不斷地稱頌觸摸所帶來的驚人好處與其重要性。有研究顯示，未被觸摸的嬰兒，其成長速度比不上常被抱在懷中的寶寶。除了成長緩慢外，這些寶寶的免疫系統通常也比較脆弱，容易生病。無法滿足觸摸需求的寶寶也可能會導致情感嚴重受損，甚至產生暴力行為。心理學研究也從分離幼猴與母猴的實驗中，證實缺少觸摸會產生的嚴重後果。

倘若剝奪觸摸是一種虐待，那麼觸摸當然是有益健康又好處多多。在珍・萊德羅芙❶的傑作《富足人生的原動力：找回失落的愛與幸福》一書中，萊德羅芙曾提到住在巴西叢林「原始」社會，過著石器時代生活的耶夸納（Yequana）部落的印第安小孩。這些孩子從小就一直被抱在懷裡，長大後完全沒有出現任何暴力行為。萊德羅芙與這個部落相處了兩年半的時間，她發現那裡的孩子心甘情願地服從長輩的話，還在學步的孩子則和樂地玩在一起，從來不會爭吵或打架。反觀我們的「現代」社會，在產婦病房中，由於醫學的介入，嬰兒往往一出生就被抱離母親身邊，這些遭到隔離的寶寶只聽得到其他新生嬰兒的啼哭聲，在得不到母親親密的摟抱下，自己也哭到睡著了。

---

❶譯註：珍・萊德羅芙（Jane Liedloff）為美國作家，曾以兩年半的時間，深入南美洲的原始部落，親身體驗印第安原住民的生活方式，因而充分了解到「原動經驗」在人類發展過程中的重要性，並促使她完成《富足人生的原動力：找回失落的愛與幸福》（The Continuum Concept: In Search of Happiness Lost）一書。她所推廣的「原動之道」理念，改變了無數讀者對人生的觀念。

在此，我要提出的問題是：何謂「觸摸」，以及爲何觸摸如此重要？如果說觸摸只是一種物理性的接觸，那麼電動搖籃與一張擺動著的兔毛就應該能滿足寶寶對觸摸的需求。但我不相信觸摸的意義僅止於物理的接觸，我相信應該有比機械式觸摸更深一層的意義。我認爲，觸摸的眞正價值在於生命能量，以及觸摸時所蘊含的愛。

今年，早產十三週的泰迪讓我更清楚地了解觸摸的意義。他的母親酗酒長達十年，泰迪是她的第七個孩子。經診斷，泰迪罹患嚴重的胎兒酒精症候群，快克古柯鹼（crack cocaine）篩檢呈陽性反應，醫師說在他身上「看不到任何一絲希望」。

泰迪出生時，肌肉無力，只能無助地躺著，像是一袋小小的、癱軟的骨骼。他雙眼緊閉，嘴巴無法吸吮奶瓶，因爲他只發育到能夠呑嚥而已。他非常嬌小，整個手掌還不及一個成年男人的大拇指指甲大。住院兩週後，泰迪被送到領養家庭，養父母與家中的五個子女都知道如何使用量子觸療，家裡每個人輪流運轉能量給泰迪（請記得，只需一個人就會有效果，不過七個人一起，的確比較有趣）。

等到泰迪長得強壯結實一點後，早上會哭著要東西吃，這時，養父麥可便會抱起泰迪，運轉能量到他瘦小的身體裡。讓人驚訝的是，泰迪會在數秒鐘內立刻安靜，不再亂動或啼哭，他在麥可的手中完全放鬆身體。

泰迪接受量子觸療後，會安靜地坐著，耐心地等待牛奶泡好。這個反應不禁令人想起我們在第一章所提到的故事（受到驚嚇的兔子後

來翻身躺著），後面第十二章還會提到亨利的烏龜被拿起時，會將頭及四肢伸出到龜殼外面，好整以暇地休息了整整一個小時。

泰迪漸漸長大，到了該打預防針的時候了。其他孩子在注射針刺進屁股時紛紛尖叫哭喊，此時，麥可單手放在泰迪的胸部運轉能量，於是他不哭不鬧地打完了針，讓護士覺得很意外。六個月後，在打完第三輪預防針的第二劑後，麥可做了個試驗，他將手從泰迪的胸部移開，泰迪馬上面色發紫，開始哭了起來。麥可又將手放回去，不到幾秒鐘，泰迪深深嘆了一口氣，又變得輕鬆自在了。

小名「布布」的泰迪現在總會讓人驚喜連連。那個醫師曾經「看不出絲毫希望」的嬰兒，如今發育得很正常，令人難以相信這就是當初那個幾乎被放棄希望的寶寶。泰迪十個月大時，所有的發育指標都在適齡的正常範圍內，他的發育等級為百分之百，體重也達到同齡孩童的標準值，臉形與身體都很正常。

醫學博士諾曼·席利在最近的談話中指出：「我希望看到每個早產、生病或出現藥物戒斷症候群的嬰兒，都能接受量子觸療的療癒。」

也許有一天此願望可以實現，而我真的相信這只是時間早晚而已。

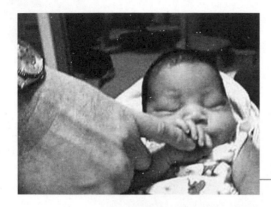

三週大的泰迪

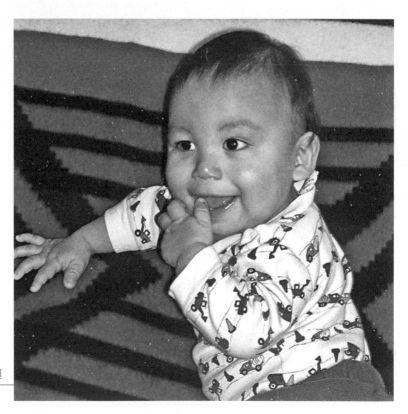

十個月大的泰迪

量子觸療的十五個原則

● 愛是不分你我的振動；愛能與所有物種溝通，並在所有的層面上發揮功效，傳達我們的真正本質；愛是所有療癒的基礎，生命力的核心本質。

● 每個人天生都具有協助療癒的能力。

● 療癒是可以教導傳授的技術，並可隨著運用而增強。療癒師運轉能量與療癒疾病的能力，會隨著時間而變得更有威力。

● 能量隨著意念而動。療癒師使用意念與各種冥想，建立起一個高能量場域，並運用此場域環繞正待療癒的部位。

● 共振與導引作用促使療癒的部位改變其振動，並配合療癒師的振動。療癒師僅需提高共振，並保持新的共振。

● 沒有人能真正療癒別人。需要療癒的人其實就是自我療癒者，療癒師只不過是保持共振，讓對象的身體進行自我療癒；療癒師也從療程中得到自我療癒。

● 信任療癒過程相當重要。療癒或許會導致短暫的痛楚或其他不舒服的症狀，但這些都是療癒的一部分。生命力與療癒過程的運作相當複雜，其道理遠超過我們的概念與理解。

● 能量隨著身體天生的智能進行必要的療癒，而療癒師則專注於「身體智能」（body intelligence），並「追蹤疼痛」。

49

- 療癒師在此過程中，自己同時也接受療癒。

- 呼吸強化了生命力。

- 同時結合呼吸與靜心冥想技巧，可促使能量集中，就如雷射般可以提升數倍的力量。

- 協同作用（synergy）指的是好幾位療癒師同時參與觸療，效果會高於個別觸療的總合，具有不可小覷的強大威力。

- 即使遠距離也可達到療癒效果，而且療效相當良好。

- 量子觸療可以輕鬆有效地搭配其他的療癒工具。

- 與自我靈性連結的能力並且尋求協助，不論接收到的能力是以何種形式呈現，都能賦予療程另一層次的力量。

以上這些原則，將會在後續的章節陸續介紹。

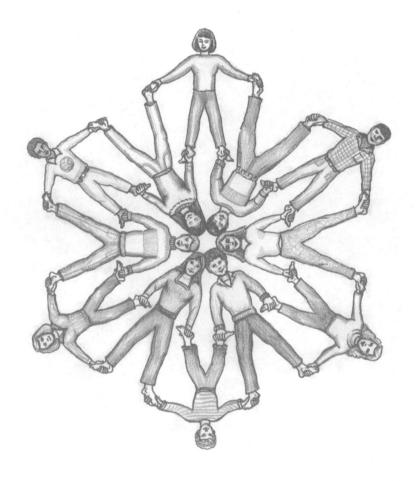

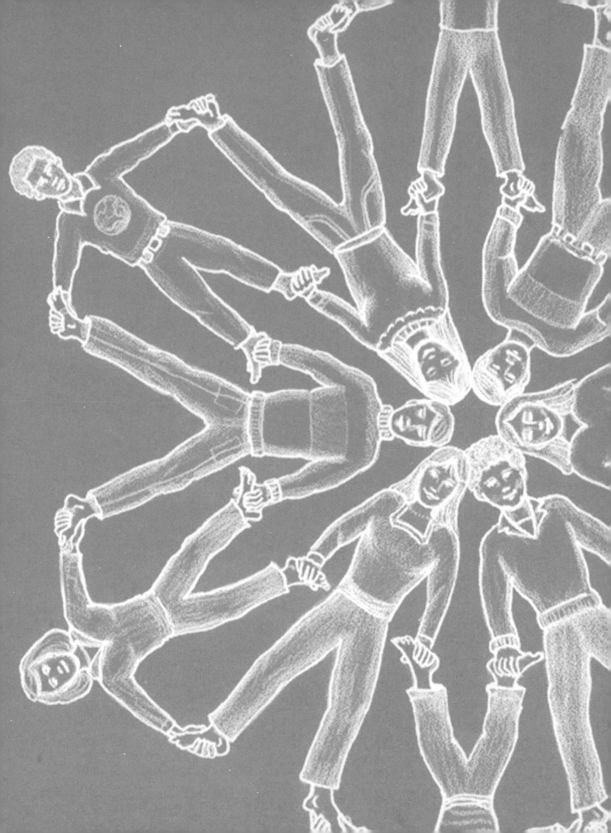

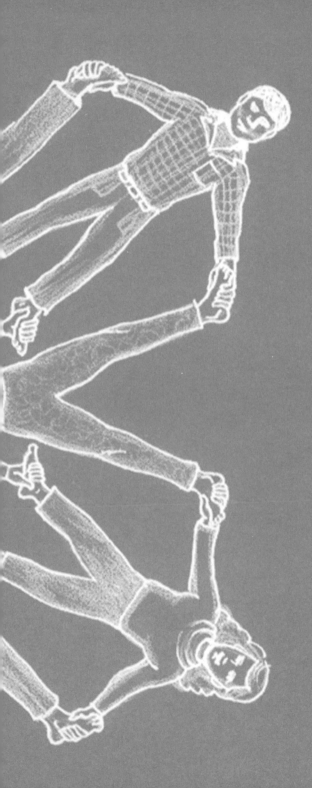

Part 2

技術篇

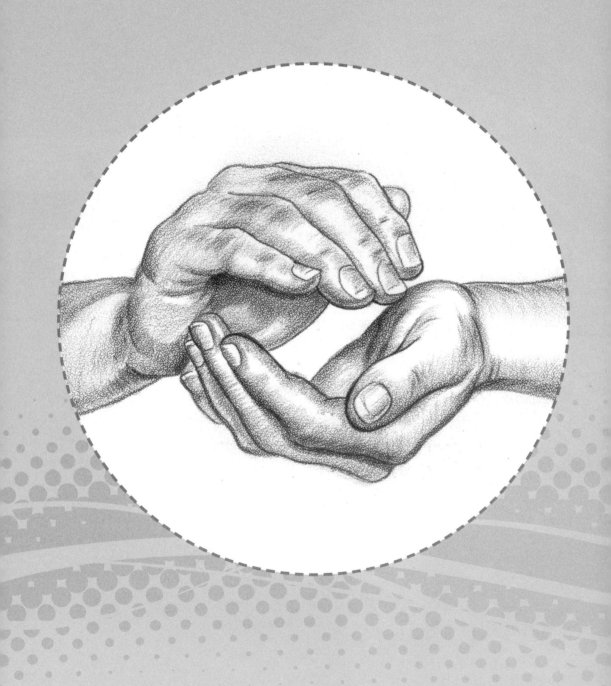

3
療癒之手：
結合能量練習與呼吸技術

我認為最好的一種醫療，

就是使用最溫和的處置，

而能產生最大的療癒反應。

——安德魯‧魏爾 醫師（Andrew Weil）

療癒與學用筷子

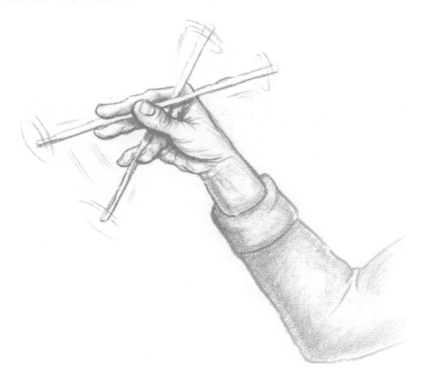

比學習認字閱讀還要簡單，

與學習擁抱你所愛的人一樣自然，

療癒可能是你最能輕鬆學會的技術。

對許多人而言，

學習用雙手療癒遠比練習使用筷子還簡單。

你也可以成為非凡的療癒師

有些人會使我們認為，當個具有療癒能力的療癒師得耗費多年的努力與嚴格訓練，而且只有最聰明、最有天分、最訓練有素的人才有望當上療癒師。但事實告訴我們，不論老少或任何年齡的人，都能經由學習而成為具有療癒能力的療癒師。我甚至可以這樣說，醫師與碩、博士都能勝任這個療癒工作。

現在有許多聲名遠播的「療癒師」，他們的事蹟口耳相傳且被視為是天賦異稟。然而，他們大多數都無法解釋自己在做什麼，或者療癒是如何發生的。量子觸療之所以重要，就在於我們現在能以認知的角度來解釋如何刺激療癒的過程，而且也有已經獲得證實的方法學，可以指導別人成功地採行量子觸療。

真正的療癒者其實是接收能量的人，所以診療師的功能就只是個觸媒，用來啟動對方自我療癒的能力，並運用更高階振動的能量場域。以下所述是關於這種療癒的真相：

- 療癒是真實的。
- 要成為療效卓著的療癒師，技術相當簡單易學。
- 療癒會帶來極度的喜悅。
- 只要真正有心要學，任何人都可學會。
- 你有能力當個擁有非凡療癒能力的療癒師，就從現在開始學習吧！

從愛開始

療癒工作的一切都圍繞著愛，療癒師要保持這份愛的場域振動。為了闡明我所言，當我說「愛」，這不僅是親子、夫妻、男女之間的愛情；我所說的「愛」是更基本的形式，是一種更深沉且內在的愛。

當你看到小孩子們在玩耍時，他們總是喊著：「看我！」無論你是從小孩的觀點或是任何其他文化觀點，無論你是否能說他們的語言，光是看著他們，再加上你的關注，就能自動讓她或他感受到愛的存在。我稱此為超越文化、群體結構的愛。這與你的背景、種族、宗教、政治及其他信念都無關。量子觸療關注現在，那是你本質的表現。

同時，我稱此為「起始的愛」（preconditional love）。既然我認為大眾的本質都是由此愛的結構所產生，你相信與否，已不重要。因為你就是愛的本質所成就的產物，你的情緒也不會改變它的輸出。你的原始基礎本能，最基本的能量也就是愛。就像石頭就是石頭，不會更硬；水就是水，不會更濕。我們不需要去獲得更多這些本質的愛。不過，我們倒是可以努力去發掘並了解這些愛有多少。

意念是自然而然地產生，大多數人就那樣錯過了意念。比如說，你先產生走過房間的意念，才會付諸行動。瞧！愛與意念是我們所擁有的最自然特質，所以你無須擔心。如果你正在閱讀這本書，有心想學會如何使用量子觸療，那麼你就已經擁有足夠的愛與意念，足以把事情做好了。

基本的能量練習

　　量子觸療是威力強大的療癒工作。採行量子觸療之前，必須先學會各種能量練習。大多數人會發現這些練習簡單易學，而且會做得自然愉快、毫不勉強。不過，你需要慢慢來，花點時間徹底練習這些技術。

　　這些練習的設計，是要幫助你增加對生命力能量的覺知與雙手感受。如果你能多花些時間與精力練習，運轉能量的能力就會有極大的不同，而且也能增強療癒的力量。最後，你會感覺到得心應手，而這些將會成為你的第二本能。

　　為了方便你學習及利用這些技術，這些能量練習全部以特別的順序列出。一旦你完成第一階段的能量練習，就可接著學習基本的呼吸技術。屆時，你就能開始結合呼吸與能量練習，來嘗試第一次的療癒工作。

　　盡力去做，專心練習，成功的機率自然就會增加。最好的方法就是心境要放鬆，但精神要專注。身體與雙手的肌肉愈是放鬆，就能做得愈好。

感覺你的手指

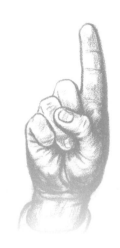

1 豎起一根手指，花兩分鐘或更多的時間，儘量感受這根手指的知覺。配合手指的感覺，專注心意，增強覺知力。

2 感覺皮膚如何包覆著手指，看看你是否可以感覺到血液流經手指。運用想像力，看看能否感覺到指甲如何黏附在手指上，試著感受指甲下的感覺。這個練習的關鍵在於運用專注力，全然地去感覺手指。

　　這種練習的基本前提是能量會跟著意念而引導。不論你注意的是哪個地方，能量都會隨之而至。藉由移動並保持能量在手指上，可以增加手指的感覺，你同時也促使發生生理變化。

　　這些感覺也許像我們體內的一般感覺，但你會發現其實自己實際感受到了生命力能量。許多人的感覺是，手指頭有點癢癢的，或是有振動、蜂鳴、氣泡或發熱等不同感覺。

　　由於每個人的感覺都不一樣，用來形容的語彙就會不同。有些人以熱、跳動、稠密、沉重等說法來描述這股能量，或僅是覺得更能感受到手指本身。

　　對我們而言，感受生命力能量並不陌生，相反的，生命力能量是

我們一直都能感覺得到的能量，只不過我們並未學會辨認出它。倘若你是活著的（既然你正在閱讀這本書，我便假設你是活著的），那麼你時時刻刻都會感覺到生命力能量。

如果你感受不到這些感覺，試著想像你在用羽毛搔弄手指，用這根想像的羽毛來回觸摸你的手指頭。

現在，花大約一分鐘集中注意力去發現任何手指上出現的感覺，這個感覺或許非常輕微，或許你用來形容這個感覺的字眼和我所提出的不同，但不管如何，我會建議你運用那股感覺作為感受能量的一個起點。

萬一你還是無法感受到手指所傳達的任何感覺，我建議你改做其他練習，看看身體的其他部位是否會產生感覺。

做這項練習時，有些人可能整隻手、甚至身體的其他部位都會有針麻感。倘若真的發生，這表示你做得超級好，已經自動開始做下一個練習了。

練習二　**感覺身體的各個部位**

　　在這項練習中，我們將引導能量與感覺到身體的各個部位，你的感覺可能很類似於上一個手指練習的感受。

　　許多人會發現，不論自己多麼專注，身體某些部位似乎就是很難或甚至無法感受到任何感覺。這通常只是個暫時性的問題，而且很普通，因此無須擔心不能好好地運轉能量。你練習的次數愈多，就愈容易感覺到身體的每個部位。

　　這項練習最好能有朋友在一旁協助你。

1 脫鞋後，採坐姿或平躺，請朋友花個幾秒鐘幫你從雙腳到腳踝由下往上輕輕觸摸一遍，盡可能包括所有的表面，就像觸摸著愛貓一樣，用手輕輕地掃過，時間大約花一到兩秒。在這由下往上的觸摸動作後，你的朋友就要放開手，不要再碰觸你。

　　這項練習是要幫你儘量感受到雙腳與腳踝的感覺。理想的狀況是，雙腳也能有與手指頭同樣強度的感覺。朋友的觸摸可以有效幫助你對部位的專注，而放開手也是這項練習的重要部分，能夠讓你無須透過觸摸就能注意到自己身體的感覺。萬一雙腳無法產生任何感覺，就請你的朋友再試一次；倘若還是沒有任何感覺，那麼就請朋友進行下一個步驟。

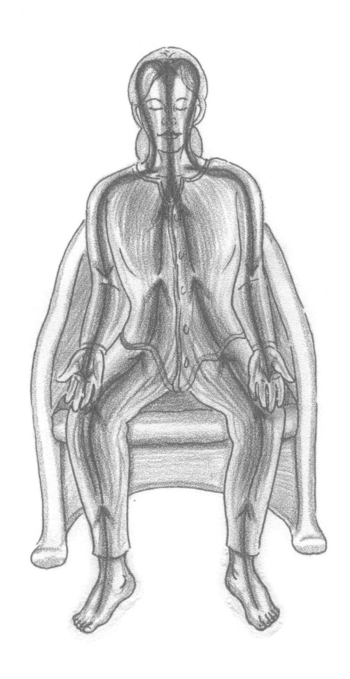

2 當你準備好了，並且能完全注意到這些感覺時，請朋友將雙手放在你的腳踝部位，用二至三秒鐘再由下往上移動觸摸經小腿到膝，然後放開手。

3 繼續往上觸摸身體的其他部位，包括小腿、膝蓋、大腿、髖部、骨盆、腹部、胸部、頸部，再往上直至頭部。接著從頭部往下觸摸肩膀、手臂與雙手。從腳趾頭往頭部的這種觸摸方式，能很有效地刺激能量的方向流，就如同當你做療程時，運轉能量流經身體各處一樣。我們稍後會做身體背部的觸摸練習。

4 當你完成感覺能量流遍全身練習後，請與朋友互換角色，運用同樣的技術，讓他也有上述的體驗。

5 如果你是獨自做這項練習，那麼請從自己的雙腳，再往上觸摸到膝，約二至五秒，然後放開手。儘量去感覺，重複步驟往上觸摸的動作，次數多寡視需要而定。因為別人的觸摸會比自己的動作難以預測而讓你留神注意，因此當你獨自練習時可能需要更加專注。繼續往身體上方觸摸至頭部，接著再往下觸摸至肩膀、手臂，直至雙手為止。

　　有些人就是比較難以注意到身體的感覺，如果你也感覺不到身體某個特定的部位，就繼續移到另一個可以感覺得到的身體部位（只要反覆做這項練習，遲早就能幫你打通阻礙的部位）。重複這項練習愈多次，你就愈容易注意到身體的感覺；而且你可能會發現過去身體感受不到的部位，現在非常容易立即就有感覺。

　　許多人都提到這項練習可以讓身體感到非常愉悅，所以請你好好享受吧！誰說學習療癒的過程必定是痛苦的呢？

如果身體感受不到任何能量的感覺，怎麼辦？

　　在我教過的學生裡，有百分之一或百分之二有肌動知覺（kinesthetic）受損的問題，他們很難感受到自己身體內的任何感覺。我發現這些人仍能學習量子觸療，但他們必須比一般有完全身體感覺的人付出更多努力及更加專注。

　　如果你發現自己無法感受到任何身體的感覺，請試著將注意力放在身體正在被觸摸的部位，總有一天感覺會甦醒的。

　　當然，這並不容易，但我發現大多數的人在經過多次練習後，就能開始產生感覺。你仍然能夠學會這種療癒工具，但是需要更集中的專注力。

45公分的掃描

1 繼續使用上個練習裡相同的輕柔掃描觸摸方式，不過這回要請你的朋友觸摸較長的區域，大約45公分的長度。同樣的，力道要輕柔，所需時間大約二至五秒（你的朋友只是觸摸，不要開始療癒）。先請朋友從你的雙腳往上輕柔觸摸到膝蓋，時間約需一到兩秒鐘。運用你的注意力與意念，將感覺帶到那個部位，接著請朋友重複這些動作到有感覺時，再請朋友繼續下一個動作。

2 較長距離觸摸的目的，是為了要讓能量能更順暢、更有意識地在身體中流動。我們要讓一波波能量平順和緩地流經身體各處，在朋友移開他的雙手後，儘量去感受身體的感覺。這個練習的目的是要讓身體的這些部位產生針刺感、振動、嗡嗡響或灼熱感，就跟做第一個練習時相同。如果你注意不到任何感覺，或者想要重複觸摸，可以要求朋友再做一次。務必要等你自認為準備妥當後，才換到下一個位置。等朋友完全結束這個過程後，你可以和朋友交換角色，重複同樣的練習。

3 如果你是獨自一人在練習，用幾秒鐘時間輕輕從腳觸摸到膝，停下來注意感受，盡可能得到更多的感觸。如果你沒有得到任何的感覺，重複剛才的步驟。一步一步地繼續這個程序往上到頭部，再往下到肩膀，並進入手中。

別擔心受阻礙的部位

　　若你對感覺某個特定部位有困難，可以請朋友再重複一次，好讓你能有所感覺。如果連試三次都一樣的話，不要為此擔心，請繼續練習下一個部位，總有一天你身體這個「沉睡」的部位會甦醒，感受到能量運行的作用。

　　大多數人都能在數小時或數個星期內，就學會喚醒這些阻礙部位。但仍有極少數的情況，可能會花上一年或一年以上的時間。要提醒你的是，這並不會影響到你進行量子觸療時的力量或成效。

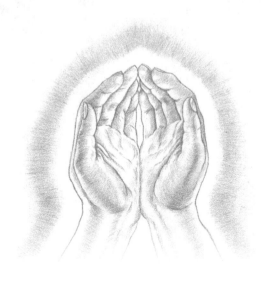

身體正面與背面的全身觸摸或掃描

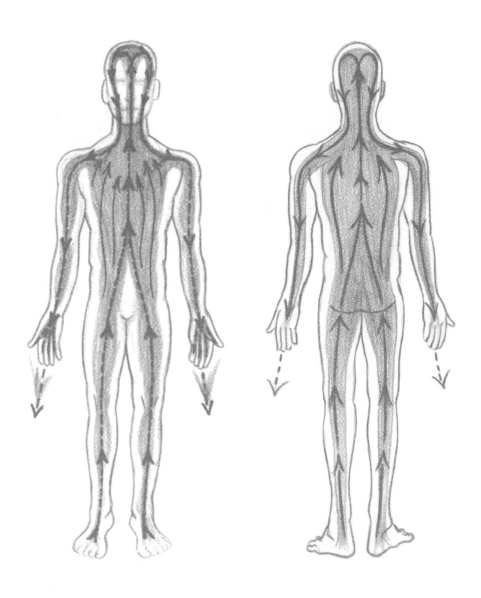

身體正面往上長距離的觸摸

練習身體正面往上長距離觸摸時，從雙腳往上經腿部、軀幹至頭頂，再循序往下經頸部、肩膀、手臂至雙手。一遍大約需要兩秒鐘。

如果你是接受觸摸者，給自己時間去重現這份感覺，盡量讓全身上下每個部位都能感受到那股感覺。接著，要求朋友再反覆進行一、兩次，每次做完都要有時間讓身體可以重新喚起那股感覺。反覆練習，直到只用意念與注意力就能很容易感受到全身的感覺為止。

如果你是單獨練習，可以觸摸雙腳、腿部、軀幹直至頭部；手臂交叉往下觸摸對側頸、肩、手臂至手指處。

身體背面往上長距離的觸摸

在這項練習裡，觸摸方式與身體正面相同，只是部位改成背面。請你的朋友站著，你從他的背面由雙腳開始往上觸摸至頭頂，再往下觸摸肩膀、手臂至雙手。

如果你只有一個人，這個練習會比正面觸摸困難且不順暢，不過就請你盡力而為吧！觸摸背部不是一個重要的步驟。

盡你所能地感受身體每個部位的感覺，如果希望你的朋友重複某個觸摸動作，一定要請他們幫忙！如果你已準備好要換到下一個部位練習時，也要記得跟他們說聲：「好了！」然後就可以繼續下一個部位。

運用你的意念掃描全身

在這項練習中，你必須重現全身被觸摸的感覺，運用想像力看到自己正在接受全身的觸摸。

現在讓你感受到身體有針刺、振動或其他感覺，並讓這些感覺愈強愈好，讓這些感覺按照先前的模式流經全身，從雙腳往上經過腿部、軀幹至頭部，再往下經過肩、手臂至雙手。

這個從雙腳到頭頂，接著往下經手臂至雙手的運轉能量模式，就是我所謂的「全身掃描」。

雙手輕輕握拳，然後將身體的能量灌注在雙手上。輕輕握拳及張開手掌兩種狀態都要練習看看，請注意雙手現在有怎樣的感覺變化。

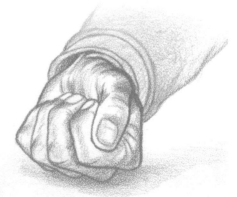

總結

現在，你已經完成能量運轉的第一階段練習，那麼我們就來看看剛才發生了什麼事。

首先，你已經學會將注意力與感覺帶到身體的任何部位。如果你即使集中注意力也無法將感覺帶進某個部位，請反覆練習，這些部位終將打通阻礙。並非每個部位都需通暢或有如「麻刺」的能量感，才能完成良好的療癒成果，只要你盡力而為，一定可以持續進步。

如果你已經完成這些練習，極可能你已達到以下的境界，不再需要靠著他人的觸摸來引發感覺，自己就能夠將感覺帶入你的意識中。

你可以隨時隨地練習運轉能量，例如在銀行或商店排隊時、講電話時、開無聊的會議時或看電視、電影時。由於這種經驗非常愉快，我建議你可以多加練習。

如果你能持續練習，應該會發現變得更有能力可以推動能量。請視需要反覆練習，學習將身體各個部位帶出更強烈的能量，最後將它們都導向雙手中。

基本的呼吸技術

在所有量子觸療的療程裡，呼吸技術的運用相當重要，百分之百的療癒都得全程百分之百運用呼吸技術。若你在我的課堂上學習，我會在你練習運轉能量時，一次又一次不厭其煩地反覆提醒你這件事。

呼吸技術是能量運轉中重要的關鍵部分；呼吸增強生命力的強度，其重要性不容忽視。印度瑜伽修行大師稱我們在空氣中所呼吸的生命力爲「普拉納」，夏威夷卡胡納祭司體會呼吸中的生命力並稱之爲「瑪納」；他們都視呼吸爲祈禱與療癒過程裡的重要因素。

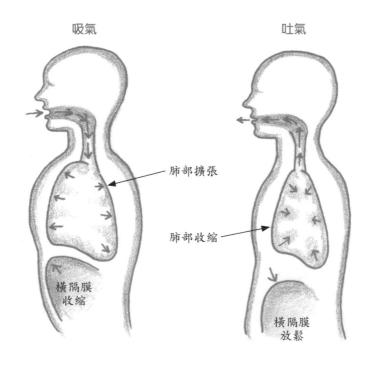

吸氣　　　　　　　　　吐氣

肺部擴張

肺部收縮

橫隔膜
收縮

橫隔膜
放鬆

早期夏威夷人看到西方傳教士突然曲膝跪下禱告，完全未做任何特別的呼吸步驟時，都看得目瞪口呆、不能置信。我覺得這段插曲挺有趣又滿好玩的。夏威夷的「白人」（haole）一詞指的是從美洲大陸過來的人，事實上其原本的意思是「沒有呼吸」。

多數人的呼吸都很淺，最常見的是以胸腔上部呼吸。你知道你只是淺淺地將空氣吸進胸腔上方而已嗎？而其他呼吸淺的人則是以「胃」來呼吸，他們（包括我在內）是在「上腹部淺淺地呼吸空氣」。

然而，量子觸療的每個呼吸技術都必須是完整的呼吸。請從鼻子吸進空氣，倘若需要吸進大量空氣時，用嘴巴呼吸會比較方便。用嘴巴或鼻子呼吸都能有效地進行量子觸療。完整的呼吸是從肚臍下開始動作、並將肚臍往外推來完成吸氣。當肺部充滿空氣時，應該會輕微推高雙肩。

現在，請開始練習幾次完整的呼吸。雙手放在肚臍下方，開始吸氣，吸氣時應該會感覺到雙手被推開了，然後將氣往上吸到肩膀上端，讓肩膀輕微地推高。這對不習慣深呼吸的人，一開始或許會覺得有點不舒服。

四種呼吸技術

1 4-4 呼吸

「4-4呼吸」是我的許多學生最愛的呼吸技術。吸氣時從1數到4拍（每一拍約一秒鐘），在這期間，從雙腳往上至頭頂做一次完整的全身掃描。當你將知覺一路掃過全身時，務必要儘量感受所有能量的感覺。呼氣時（也是4拍），讓所有產生的感覺儘量湧到雙手。這是簡單的呼吸模式，但需要非常專注才可能做得好。

2 1-4 呼吸

「1-4呼吸」是非常具有威力的增強技術。在數1的同時，要完整地吸一口氣；從1數到4的同時，將空氣完全呼出。數1時完全吸氣，需要非常大的力氣及用嘴巴吸氣；一有頭暈現象，請馬上暫停練習。

3 火呼吸後，接著1-4或2-6呼吸

「火呼吸法」（fire breathing）是最具威力的能量增強呼吸法，可以每分鐘執行一次，但過度使用可能會導致昏厥。當開始感到頭暈時，請暫停執行（注意：請勿在開車或使用大型機械時執行）。

請快速吐出並吸入大量的空氣，約五至七次。肺部就如同大型的風箱般鼓動大量的空氣。吐氣時，可以想像你正要吹滅一根位於六十

公分外的蠟燭；吸氣時，吸回所有剛剛吐出的空氣。用嘴巴快速吐氣及吸氣，就像剛跑完步時氣喘吁吁的樣子，僅花幾秒鐘就能完成五到七次的呼吸。一完成快速呼吸後，要緊接著立刻吸飽了氣，然後吐氣數到4或6，接著繼續第一個或第二個呼吸技術（或下面的呼吸技術）。

4 2-6呼吸

在你進行量子觸療時，這個呼吸技術能夠大幅增強能量。顧名思義就可得知：吸氣時數到2，吐氣時數到6。每一拍約一秒鐘長。

這種呼吸需要費一點力，你必須在數到2時就完全確實吸入大量的空氣來填滿肺部。在練習此呼吸法或其他呼吸技術時，都不要憋氣；吐氣要流暢，數到6時呼出全部的空氣。

連結能量到你的呼吸

現在，你已經引導能量流經全身各處，而且也已經練習過基本的呼吸技術，所以應該是練習結合這些元素的時候了。我用「運轉能量」一詞來形容身體的知覺練習與呼吸技術連結的過程，量子觸療就是將呼吸與運行能量作結合，促使這個系統在一起有效的作用。

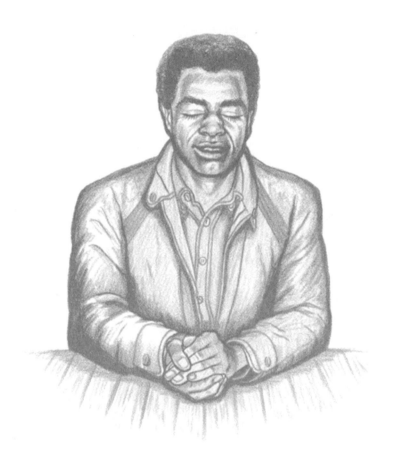

1 坐著或站著，心裡想像你正在做全身掃描（見68頁圖）。關鍵在於儘量感受在全身移動注意力時所得到的感覺。在經過前面的練習後，多數人現在都能利用意念的力量，在身體多數地方或全身產生感覺。雙手合併成杯形或輕輕握拳，做兩到三次的全身掃描，感覺能量聚集在雙手。一旦可以感受到雙手的感覺增強時，就是配合呼吸技術的時候了。

2 開始做2-6呼吸。深深吸氣數到2，完全吐氣數到6，將所有的注意力集中在雙手，並感受吐氣時能量的增強。練習個幾分鐘，吐氣時要配合身體的感覺。在整個練習過程中，務必儘量在吐氣時增加身體對能量的感覺。不要在意吸氣時感受到能量匯集在雙手上，要專注在吐氣時的那6秒鐘。倘若你做得正確，會感覺到你的雙手更有能量感。

3 雙手仍然輕輕握拳或手呈杯形交扣（見左頁圖），開始1-4呼吸。請留意雙手感覺的變化。試著去感受吐氣時感覺增加的情形，只需要將注意力一直放在雙手上，讓意念去提升感覺。培養增加感覺的能力，並讓感覺與呼吸結合在一起，這是量子觸療最重要的技術之一。如果你做得正確，應該會留意到雙手的感覺隨著呼吸的速度變化而增加。只要沒有發生頭暈或昏厥的現象，那麼只要你呼吸的空氣愈多，便會增加愈多的生命力。

4 開始練習火呼吸法。同樣的，雙手應該輕輕握拳或呈杯形交扣。一旦完成快速的吸氣與吐氣後，就深吸一口氣，緊接著進入1-4或2-6呼吸。現在，請注意雙手的感覺，觀察其間的變化。呼氣時，若雙手的感覺有增加，表示你做得非常好，就可練習下一個步驟，也就是試著開始進行量子觸療的療程。

將所學的要素整合在一起

現在要開始來試驗我們新發現的技術了。這個時候，多數人已經能在雙手上產生一些感覺、進行全身掃描，還能把呼吸技術做得很好。此外，許多人也已經可以將這些要素整合起來，並感受到雙手上的感覺逐漸加強。

令人驚訝的是，很多人並未意識到自己現在可以只用這些初步的技術，就能有超強的能力去協助另一個受到疼痛所苦的人。

無論你是否不相信或是懷疑上述這段話，但事實上，你現在真的已經能夠改變雙手的振動來建立一個能量場，從而協助他人進行療癒並緩解疼痛。

透過練習與經驗的累積，你會發現療癒能量的效果，並對自己的能力更具信心。

下個單元中將會告訴你幾個要點，教會你如何運用剛才學到的技術。更多的相關資訊會在本書中進一步闡述。

你的第一個療程

1 找一個有疼痛困擾的朋友，問他覺得不舒服的程度，並將疼痛的程度以1至10的等級來描述，10表示最不舒服。奇妙的是，很多人在痛苦解除後，都會忘了先前自己疼痛的程度有多嚴重。

2 問朋友哪裡疼痛。最重要的一點是，你不要去預設他們疼痛的部位。倘若你問某人哪裡疼痛，當他回答是左肩痛時，你還要繼續追問是左肩的哪個部位在疼痛。除非你真的有超能力，否則你的假設往往是錯的。要找到朋友確切的疼痛處，最好的方法就是請朋友直接用手指出來，或請朋友把你的雙手放在他的疼痛部位。這正是我所謂「哪裡疼痛？」的技術。

3 務必要將你的雙手直接放在朋友的疼痛部位，或是疼痛處的兩側。藉由如「三明治夾心」方式，用雙手包裹疼痛區域，此時你就建立了強大的共振場域，讓該部位的組織改變振動並進行自我療癒。

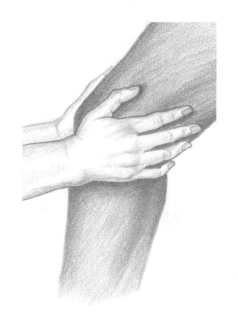

4 如果你療癒的是某人的背部或頸部問題，請將雙手分別放在脊椎的兩側。

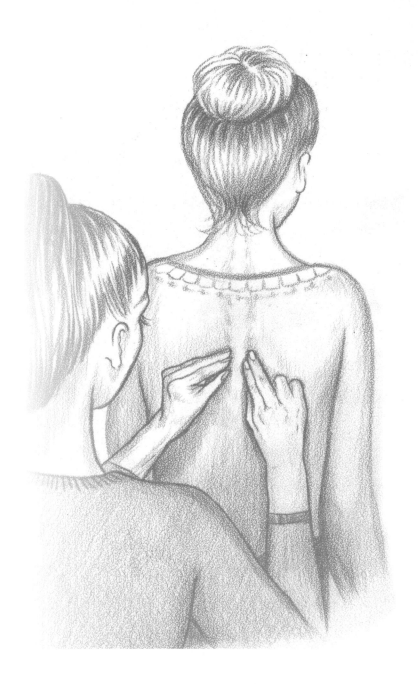

5 應用呼吸技術，注意吐氣時雙手的所有感覺。進行療程時，務必全程都要深呼吸。一有頭暈現象，請先停下來休息一會兒。

6 確定你的雙手都已經放鬆了，如此能量會更容易從放鬆的雙手中流動。請牢記在心，當你進行觸療時一定要使用雙手，這能幫助你建立起更好的能量場以便進入或穿透患部組織。**進行療程時，請隨時注意雙手感覺的變化。**這會成為有用的重要訊息，等一下我會提及。

7 「追蹤」疼痛。請提醒朋友，一發覺身體的感覺轉移位置或發生任何變化，一定要告訴你。常常會有對象說，疼痛部位轉移了，或者是身體其他地方的感覺更加強烈，倘若發生這種狀況，就要將你的雙手移到那個部位。這個方法，我們可以形容為「追蹤疼痛」。

8 假如朋友的疼痛並未緩解，那就將雙手繼續放在該處，約二十至三十分鐘以上。

9 療程結束時，請他們再度描述此時的疼痛等級數字為何。

了解療程中雙手感覺的意義

　　量子觸療療癒師的雙手可能有各式各樣、程度不一的感覺。留意這些感覺是相當重要的事，因為這些感覺通常是極珍貴的線索，可以透露出療程中發生了什麼狀況，並告訴我們接下來應該怎麼做。

　　你雙手感覺的強度，直接反應的是你所產生的能量在療程時被接受了多少。對象身體愈是能開放接受你所運轉的能量，你的感覺就會愈強烈。

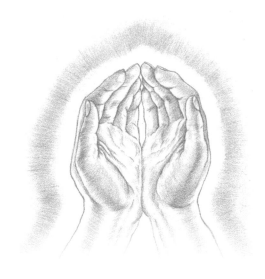

五種基本的能量感覺模式

進行量子觸療時，雙手的能量感受，可能有以下五種基本模式：

1.阻礙模式：剛開始時，雙手只有一點點感覺，接著感覺會逐漸增加並攀到高峰。嚴重阻礙部位通常有慢性疾病或器官生病，有時則是急性疼痛（但這不常發生）。

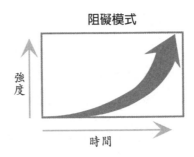

當你處理嚴重阻礙部位時，雙手可能只有一點點感覺；然而，雙手放在該部位愈久，就愈能注意到能量確實有在慢慢增加。這可能要花一些時間才會發生，你的雙手可能要放在該部位十分鐘、二十分鐘、四十分鐘或甚至一個小時。你會發現，雙手的能量會隨著時間而逐漸增強，直到似乎已達到高峰為止。有時，能量的感覺會長時間停留在某個高峰階段，突然又以更大的強度攀升到更高的「高原區」。不過，大多數情況是能量開始在某一刻開始呈平穩狀態，接著便可能會稍微減弱。

2.一般模式：雙手的感覺呈中等強度，升到高峰點後便逐漸減弱。這可能是你絕大多數時候會遇到的模式。

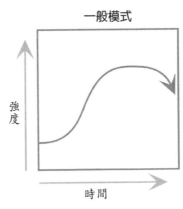

有時，能量的感覺會逐漸累加到高頻、平穩的程度，此時，建議你應

用一些火呼吸法,看看能否讓此能量上升到更高層次。當你在運轉能量並逐漸增加強度時,最後會發現能量呈平穩狀態或逐漸減弱。當發生此現象時,或許是表示該移動你的雙手到其他位置了。

3. 強烈模式:雙手可以感覺到非常強烈的能量感,最後慢慢減弱。常見在急性症狀或因某種原因而高度易受能量影響者。此模式看起來就如右圖所示。

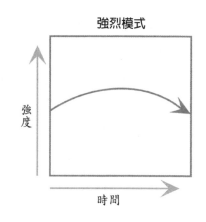

注意你雙手的感覺以及能量通常的運作方式,這可以幫助你決定雙手要放在某特定部位多少時間;你也可以問問朋友當下的感覺如何。當所有疼痛都已消失或大幅減弱時,通常表示目前的療癒已發揮作用,可以結束療程了。

4. 飽滿模式:有時當你在運轉能量時,似乎每件事都運作得不錯,但接著在療程的某一時刻,你突然發現雙手沒有任何感覺。當你將雙手移開時,會感到雙手有強烈的刺麻感,這就是飽滿模式。

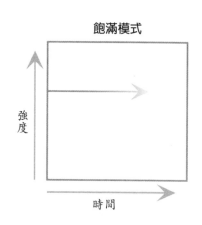

當對象已接受身體所想要的能量後,這時就會產生飽滿模式。此刻,

當你觸療對象時，雙手不再有任何感覺。如果你過了十分鐘或二十分鐘後再回來，對象的身體或許就能與更高的頻率產生共振，且能「吸收」更多的能量。

5.階梯模式：有時當你正在運轉能量時，或許會有強度已達到高峰的感覺。此時，若能做些火呼吸法，你或許會發現雙手正以更高的頻率振動。當你正以為能量已達到高峰而不會再有所增加時，再次做火呼吸法，或許可讓能量如爬階梯般一次次地往上攀升。到了最後，能量會呈穩定狀態，然後減弱或是雙手的感覺會消失，這時就表示觸療已大功告成了。

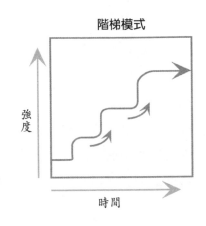

這些模式的知覺並不是道理高深的「火箭科學」❶。即使你放入過多的能量，也不會傷到任何人；而假如療程尚未完成，對象也會告訴你要再繼續療癒下去。重點是，要全心享受療程，並支持正在接受此療程的對象。

---

❶ 譯註：「火箭科學」（rocket science），意指難做又難懂的事情，通常用於否定結構，有這並不難的意思。

釋放雙手的靜滯能量

　　當你正在進行量子觸療時，多數時候，你的雙手感覺都在正常狀態。藉由運用我所提到的呼吸技術，自然就會保護療癒師，不讓其能量去配合對象的振動。

　　有些時候，你可能會覺得有某種「靜滯能量」（static energy）在雙手上累積。這種靜滯能量可在每次療程後用冷水沖洗雙手、手腕及前臂而輕鬆地釋放出來。靜滯能量感覺起來就像圍繞著雙手的一種厚度感，彷彿戴著一雙無形的「能量手套」一樣。這種感覺雖然不會特別不舒服，但建議你在療程結束後盡快清洗雙手；很多人在洗淨雙手後，都會立即覺得輕鬆許多。像甩乾手般地甩動雙手也可以有類似的效果，但根據我的經驗，其效果不如用冷水沖洗那麼好。我發現對量子觸療來說，是否要洗手並不是很重要的事。但對我以前所採用的極性療法來說，在以能量的觀點來看，洗手則非常重要，這樣做也能達到衛生的目的。

　　有些採用極性療法或靈氣診療的學生曾告訴我，為求診者做完極性療程或靈氣療程後，他們會覺得全身氣力耗竭。**要避免這種情況發生，訣竅在於療癒全程要隨時運用呼吸技術。**

　　有個採用靈氣療癒同時也學過量子觸療的朋友，有一段時間曾跟我交換療程。有一天她抱怨說，她覺得自己的能量都退回到手臂了，我問她在療程中是否有憋氣，情況果然不出我所料。我提醒她要持續使用呼吸技術，問題當然馬上就解決了。

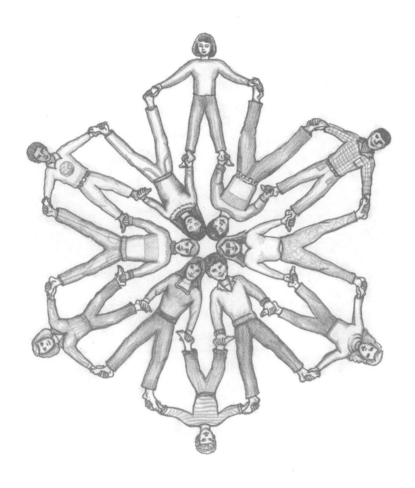

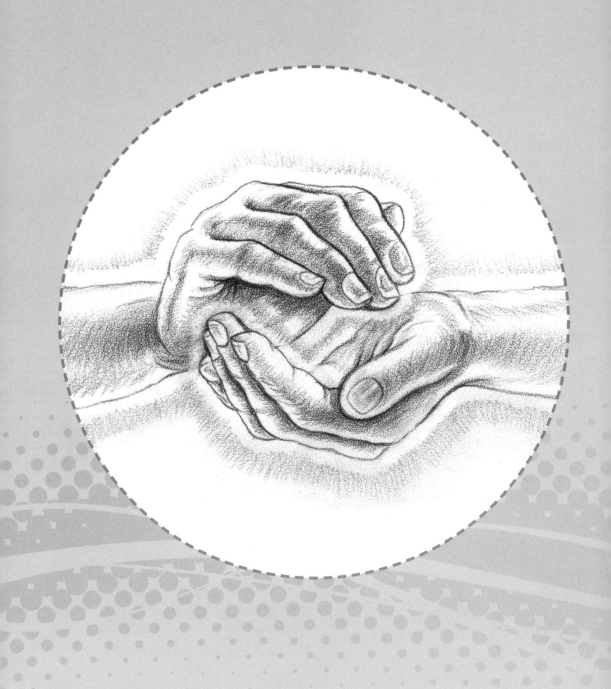

4
常見問答Q & A

生命不是一個有待解決的問題，

而是一個尚待體驗的奧祕。

——美國科幻小說家 法蘭克·赫伯特（Frank Herbert）

在我開設量子觸療研習會的這些年來，我發現有些同樣的問題一再地被重複提出。因此，我想如何把你也納入量子觸療學習課程中，所以先在此將這些問題集中整理回答。為了幫助讀者理解，這些問題已分成各種不同主題。

練習量子觸療應注意的事項

Q：經常練習是否會增強能力？

A：是的，當然如此！當你第一次學習運轉能量時，朋友或許會對你剛發現的技能而驚訝不已。經常練習會讓你的能力持續增加，運轉能量是一種需要身心專注的技術。就如同運動員運用不同肌肉一般，你會變得更強。我估計運轉能量一百個小時後，你的能力會增強兩倍，也或許是三倍。

Q：如果間隔太久沒練習，會如何呢？我是否會失去這項能力？

A：走在街上時，你不會擔心會在人行道上跌倒；接起電話時，你也不會擔心忘記怎麼說話。學習運轉能量及量子觸療，遠比學習走路或說話還要簡單，一旦你學會基本的技能，就會一輩子都擁有它。只要再重新翻閱本書幾小時，你就能進行效果卓越的療程。

倘若你已經好幾個月或好幾年都沒有運轉過能量，你或許希望能在進行療程之前，先花五或十分鐘的時間逐步建立能量。另一個方法

就是在療程進行當中逐步建立能量，只要在實施療程時，同時練習運轉能量即可。

Q：獨自一人時，是否該運轉能量？

A：只要想到就運轉能量，這是很好的方法。我通常在清晨起床前運轉能量約五分鐘，晚上睡覺前再運轉五分鐘。接著在一整天裡，我偶爾也會運轉能量。

Q：我擔心自己永遠都做不好，我要如何才能確定有正確地運轉能量呢？

A：這種覺得自己做不好的恐懼，往往是從個人生活的其他部分學來的，例如參加入學入學考試或考駕照時的恐懼，但這並不適用於量子觸療。

在最喜愛的餐廳吃飯時，你不會害怕忘記要如何吞下食物或拿刀叉，你會這些完全是自然而然的。倘若你的雙手有感覺，又可做全身掃描與呼吸技術，這樣就已經做得很好了，接下來完全是練習與開發個人本能的工作了。你不會做錯的，遲早你一定能學會如何做得更棒，做得更強而有力。

到目前為止，我還沒聽誰抱怨過說奇蹟要花六次療程後才發生，而不是第一次就出現！

　　有些人也會害怕沒有感受到足夠的愛或靈性去做這個偉大的工作。記得有次我安排了一個療程，而那天我的心情特別惡劣，非常沮喪。接受療程的那名婦人有嚴重的頸部問題，因此我對著該部位盡力運轉能量。她仰躺在我的桌子上，我則坐在椅子上，雙手握著她的脖子。我維持這個姿勢超過了四十分鐘，累得將頭靠在桌上休息，接著我突然一驚，發現自己竟在療程中睡著了。我看了看錶，發現自己睡了十幾分鐘，但雙手仍以驚人的強度運轉著能量。療程結束後，那名婦人告訴我，這是她所經歷過最棒的療程。

　　我發現自我懷疑是許多人在生活其他領域中會產生的感受，並將其帶進量子觸療裡。許多療癒師對治自我懷疑的唯一方法便是經驗——親眼看見你可以多麼有效地解決朋友頸部、背部問題或其他疼痛，這終會說服你，明白自己做得有多麼棒。

　　經驗所能提供的好處是無可取代的。

Q：進行量子觸療的對象或療癒師，是否先要真心相信量子觸療有幫助，才能使量子觸療發揮功效？

A：如同我在第一本著作《你的療癒之手》所寫的，你無須認識海洋就能把身體弄濕，但前提是你必須先跳進海裡。同樣的，你未必要相信量子觸療具有療癒效果，才能讓量子觸療發揮功效。憤世嫉俗的人或懷疑論者不知道如何去封鎖能量，而量子觸療確確實實有效，就是這樣。

Q：導致初試身手的療癒師無法發揮功效的最大問題是什麼？

A：基本上，通常療癒師在首次進行療程時，其技術都應該已相當熟練且能達到效果才對。但要回答這個問題，初學者通常會犯以下三種錯誤。第一個錯誤是忘了要保持不間斷的呼吸。我建議所有教授量子觸療的老師都要時時叮念學生，讓他們隨時持續呼吸。「呼吸」是練習過程中必須不斷反覆提醒的教條，「保持呼吸，一直都要保持呼吸！」

初學者會犯的第二個錯誤是，需要學習放鬆雙手。事實上，雙手放鬆比較容易運轉能量。我在上課時，會在教室裡四處走動，查看每個學生的雙手，要求他們放鬆。我會抓住學生的手輕輕搖晃，鼓勵他們再放鬆一點。進行量子觸療時，全程都要運用能量，如果你的雙手緊繃，不僅一點幫助也沒有，還有可能會導致能量流動的阻礙。

初學者會犯的第三個錯誤是，療程尚未完成就停止運作。不論你是處理慢性或急性病痛，初學者往往會在尚未完成療癒前就停止運作。因此，最好的經驗法則是在你自認為已為某個部位完成運轉能量時，至少要多停留幾分鐘。以下是為何要這麼做的兩個理由：

如果你將雙手放在某個部位久一點，或許會發現共振（從雙手感覺到的強度）已準備好要再度提升。新手療癒師往往因為經驗不足，無法正確判斷要在某個部位運轉能量多少時間。

運轉能量久一點，往往有助於確保該部位的組織適應新振動，如此一來，效果就能維持得久一些。

量子觸療與個人能量的迷思

Q：進行量子觸療時，是否會耗盡個人的能量？

A：當然不會！我們使用的是愛與意念的力量。根據經驗，我認為愈使用這類能量，就能擁有更多，所以絕對不會有耗盡之虞。

當你非常愛某個人時，你不會因為在他身旁而累得筋疲力竭，一天到晚可憐兮兮地嚷著：「真慘！我今天的愛都已經用光了，我沒有什麼可以付出了。」總之，希望你不是如此。

當你愛得很深時，應該會覺得自己有更多的愛、全方位的愛可以付出。你周遭的每個人，從朋友到街上的陌生人，或許都會因為你的愛而受惠。這道理相當簡單，你感覺到的愛愈多，就得付出更多的愛。意念也是如此，只要運用愈多意念的力量，就會有愈多的意念可供運用。

Q：你是否曾因為進行量子觸療而筋疲力竭？

A：沒有！完全不會筋疲力竭！我已經說過好幾次，呼吸技術是療程中的重要部分，只要保持呼吸順暢，就能維持非常高的共振，而對象則會自然而然地開始配合你的振動。你不會真的失去能量，你會維持一個場域，讓對方來配合它，因此你不會因為進行量子觸療而筋疲力竭。

　　事實上，情形剛好相反，療癒師在療程之後，似乎會覺得身心更健全、精神更提升。就我個人的經驗，進行好幾個小時的療程後會感到饑腸轆轆，而此類情況都是非常容易調整過來的。

　　有些療癒師甚至曾抱怨在深夜做過療程後，精神變得過於飽滿而難以入眠。這種情形似乎會發生在一小部分使用量子觸療的人身上，因此我建議這些人儘量利用白天早一點進行療程。

　　的確，有些診療者有時在療程結束後會感到疲倦，但這似乎是因為他們在為別人進行療程時，自己也接收療癒效果，因而對此療癒產生了反應。

　　請記住，當你在進行療程時，你正在提高自己的振動，而這會促使你體內也開啓了療癒過程。有時候，你或許需要在療程結束後小憩片刻，但這絕對不是因為進行療程而筋疲力竭所致。

Q：我發現當我進行量子觸療時，療程結束後往往會比療程前更清醒，這是為什麼？

A：當你在運轉能量並使用呼吸技術時，也可從這能量中獲益。有好幾次，我在演講及示範前感到疲倦，但在為觀眾示範簡短的療程後，卻發現自己變得愈來愈清醒且精神飽滿。等示範到第二十或第三十個療程時，我已相當有精神且清醒。運轉能量的時間愈久，身體與能量似乎就愈有力量。

Q：運轉能量時，你是否發現每天結束後，能量就不如開始時那麼有力？

A：我發現情形正好相反，運轉能量的時間愈久，能量似乎就變得愈強大。在大型演講時，我可能要一連兩個多小時運轉能量給十幾個人，而愈後來所進行的療程卻會比先前的更加有力量。有時能量甚至會變得太強，使得對象在接受觸療的那一瞬間，因為一股巨大能量穿越身體而可能會覺得有點震懾。我可能會因為演講了兩個小時、做了很多療程而感覺身體疲累，但是我本身的能量並不會降低，事實上，能量反而增加了許多。

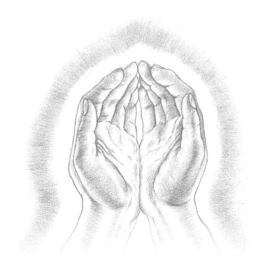

量子觸療的事前準備事項

Q：進行療程前，我該做哪些準備呢？

A：假如你想事先做些準備，做全身掃描會很有幫助，看看你能感覺到有多強烈的能量在流經身體。進行量子觸療時，運用先前所介紹的任何一種呼吸技術，也能有效地提升能量。大多數的療癒師發現，光是展開療程，也能達到同樣的效果。

Q：在療程前做「自我接地」，是否重要呢？

A：在此的「接地」（grounding），是指練習讓自己的能量聚於中心，將自己與腳下的地面（或地球）連結起來。這麼做時，你會覺得身心更為平衡，而且比較不易接收不想要的能量。我個人覺得只要你有做全身掃描並持續保持呼吸，就沒有必要再做「自我接地」。有一部分人可能會在療程中感到有些頭昏眼花，而覺得「接地」對他們很有用；但有些人則認為運轉能量時，就已經在「自我接地」了。

有些學生曾告訴我，他們能清楚看到能量。他們非常訝異地看到當課程中做完「全身掃描」後，房間裡的每個人都「接地」了。

倘若你想用全身掃描以外的其他方式達到「自我接地」，可以試試下面的簡單方法：想像有一道光射入你的頭頂，穿過身體經過腿部、雙腳，然後進入地面，感覺它深深地進入地下，與地球相連結。做幾次深呼吸，吸入地球的能量，並感覺自己在「接地」。這個「接

地」的方法有個訣竅，那就是操作時要儘量讓全身都有實質體感。練習時，一開始先採用「2-6呼吸」，一旦全身都有感覺後，就往下延伸到地面。此練習只需要花一、兩分鐘就能完成。做好「接地」後，請花幾分鐘的時間運轉能量至全身，然後你就完全準備好可以開始正式療程。

Q：接受診療的對象是否要脫掉衣服？

A：接受量子觸療時不需要脫衣服，不過若能脫掉夾克或毛衣等厚重衣物，會更加有效果。我建議大家在療程前先卸除皮革製品。這聽來或許有點奇怪，但皮革製品會阻礙生命能量的流動，聚酯等合成纖維則會減低能量的流動量，因此建議大家在接受療程時，最好穿著純棉、羊毛或絲製品衣物。

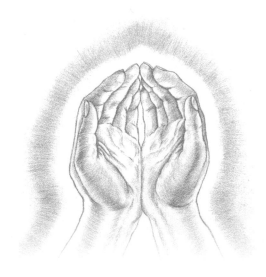

雙手與量子觸療的關係

Q：運轉能量時，你會在雙手上施加多大的力量？

A：你完全無須在雙手上施加力量，輕微的碰觸最有效。上課時我告訴學生這一點，五分鐘後我在教室內四處走動，觸摸他們的雙手，就發現許多人的雙手和手指都很緊繃。此時，我會抓住他們的手搖一搖，讓他們釋放緊繃感。

許多人都習慣用力地做按摩、穴位按摩、日式指壓、羅夫體療與深層組織按摩等實作療癒，但極為諷刺的是，完全不用力或只是稍微用力，其實比較能鬆開及釋放肌肉的緊繃感。祕訣在於運用能量，而不是一味使用蠻力。在大多數情況下，使用蠻力反而會造成反效果。

事實上，雙手放鬆時會比較容易運轉能量。因為我不在你的身邊，無法抓起你的手來把它搖鬆，但你不妨試試下面這個簡單的練習：雙手輕輕地握拳，感覺你的雙手完全放鬆，試試運轉能量到雙手上，並注意能量如何流動。現在，請試著緊緊地握拳，同樣運轉能量到手中，這時你是否發現了，雙手用力時比較難感受到能量。

Q：為何要用雙手觸摸診療部位？可以只用單手嗎？

A：兩個接觸點之間可以創造出你與對象之間更強烈的共振區。雙手如三明治般地包夾疼痛部位，可以有效地提升組織的共振。就如同我在本書第五章的「團體療程」一節所提到的（見140頁），如果有四

隻手或六隻手一起診療，很快就會成為主導的共振。我強烈建議，盡可能使用雙手來進行觸療。此外，我也建議將雙手放在患部兩側，如同三明治一般地包夾著患部。

Q：你在示範量子觸療時，有時是使用雙手的掌心，有時卻用拇指或指尖。兩者有何分別？

A：當我想集中能量到顳頜關節（TMJ）（見212頁）之類的小區塊或脊椎兩側時，我會用指尖集中能量。這是包柏．拉思慕松所發明的「三腳架」（tripod）技術，只要將拇指、食指、中指合在一點❶，再將能量導出指尖即可。以此方式集中能量，可讓你更有效地作用在非常小的患部。

　　多數時候，我會建議採用雙手掌心。但若是使用雙手掌心卻覺得不好施力或手勢彆扭時，就改用指尖或三腳架的方式來進行觸療。千萬別因為我定的規則而讓你綁手綁腳。最重要的是，當你做量子觸療時，一定要舒適自然。

---

❶審訂註：像收合起來的攝影三腳架。

Q：我的雙手或身體的任何部位，萬一沒有能量感覺時，該怎麼辦？

A：我發現課堂裡有一小部分的人很難有能量感覺，對這些人來說，學習量子觸療的難度會比較高，但只要持之以恆地耐心練習，最後都能學會能量運轉。我認識一些很棒的療癒師，他們在學習之初，也未必能完全感受到身體某個部位的感覺。

首先你要問自己的第一個問題是，身體某處是否無須觸摸就能感受到任何感覺？你是否無須觸摸自己，就能感受到身體的任何部位？把注意力放在雙手、雙腳或其他部位時，若你能感覺到它們，那麼你就有了好的起點，可以從該點開始著手練習。

集中聚焦能量的威力

Q：療程期間，集中精神有多重要呢？

A：想要真正提升療程的威力，運轉能量時要儘量集中百分百的精神，最後的結果會有很大的不同。顯然，這有賴於療癒師的自我努力。我所謂的「努力」是指專注於運轉能量、呼吸，並持續地將能量連結到你的呼吸裡。那些擅於運轉能量的人，往往都是全神貫注在能量的運轉上。

Q：若要全心專注在能量的運轉上，是否意味著療程中絕對不可交談？

A：不盡然如此。我強烈建議你在進行療程時要專心地享受樂趣。這份工作是關於愛、喜悅、感激與奇蹟，而不是一板一眼或過度嚴肅。

　　當你開車上高速公路而必須加速時，可能需要消耗更多汽油才能讓車子達到你要的速度；一旦到了你想要的速度，你就可以放鬆油門，並以固定的速度行駛。同樣的，當你在運轉能量時，一開始可能得花許多工夫才能將振動推到「高頻」階段；一旦你做到後，就可維持呼吸，讓能量持續作用。

　　你可以偶爾跟對象說話，重要的是，要確定說話時持續運用呼吸技術。若你花點力氣，就可在說話時大口呼吸。一定要隨時詢問對象的感受，以便獲得珍貴的資訊。

　　繼續以開車來比喻的話，你若想要超車就必須加速，在做量子觸療時，有時你可能會想做點「火呼吸」，將能量提升到更高的振動。這時你必須停止交談，全心專注地運轉能量。

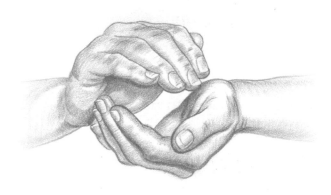

量子觸療的療程經驗分享

Q：接受療程時，要等多久才會知道發生作用了呢？

A：在剛開始觸療的幾秒鐘內，很多人都會發現能量的轉變及疼痛程度的變化。在我演講時，通常會儘量將每個療程的時間控制在三或四分鐘之內。首先，我會請大家指出單一部位的疼痛。如果是大型演講，我會帶一些學生或其他量子觸療的老師一起上台幫忙。

一般來說，接受這些簡短療程的人，有九成會說症狀大為改善了。其中有許多人會在六個月或一年後跟我聯絡，告訴我說雖然療程很短，但他們的疼痛從那次之後便一直都沒再發作。

我很喜歡做這些簡短的療程，因為這會讓人相信量子觸療的效果。許多人往往必須親自感受到能量後，才會願意相信或使用它。

Q：接受量子觸療的療程時，通常會有什麼感覺？

A：每個人都是獨特個體，都會以各自的方式感受能量。有少數人完全無法感受到能量，而其他人則會覺得熱、冷或麻刺。最需要被了解的重點是，對象在療程中所體驗到的所有感覺，不管是從最輕微到最強烈，全都是療程正在發揮作用的訊號。

對象最常有的感覺是熱，熱度從微溫到灼燙、疼痛都有可能。如果是輕微的碰觸卻帶來強烈的身體疼痛，那麼不論對象當時有多麼不

舒服，短期來說，這都顯示療程有很好的進展。

我記得有個學生曾在上課時幫我的下背部進行療癒，那時我的感覺不只是熱而已，事實上，我的感覺就像被太陽曬傷一樣。

Q：對象提到熱或冷的感受時，是不是只是對你的雙手溫度所產生的反應？

A：似乎不是如此。我最近幫某個先生進行療程，當我在他的背部運轉能量時，他感到一股像灼燒般的熱度，我讓他摸我的手指，他驚訝地發現我的手指其實是冷的。當我再度碰觸他的背部時，他又產生和之前一樣的灼燙感，一會兒後，他覺得髖部周圍很涼。同時感受到能量的冷與熱雖然有點不尋常，卻千真萬確地發生了。

又有一回，我幫一位手臂有問題的先生療癒。這個人很篤定地說，他所感覺到的熱度是來自我的體溫。他為了要證明那純粹是物理性的感受，所以特別穿上了一件羽絨外套，以便隔絕來自我雙手的熱度。後來我不禁大笑，因為看到他透過厚厚的外套仍然可以感受到和先前一樣的灼燙感，燙到他差點就從椅子上跳了起來！

一般人接受量子觸療時，最常有的感覺可能就是覺得患部有溫熱感，其他常見的感覺還包括冷、麻刺、振動與疼痛。

Q：接收能量會痛嗎？

A：會，有時會痛。接收能量時，有時會覺得疼痛，但通常不會持續太久。我不喜歡看到別人受苦，但看到此現象發生時，我都會非常興奮，因爲這表示療效正在發揮作用。遇到這種情形時，關鍵做法就是持續療程，直到疼痛消失爲止。

幾年前，友人丹請我幫他十三歲的兒子進行療癒。他的膝部骨折，拆掉石膏後仍然跛行。我開始運轉能量到他的膝時，他就抗議說：「唉唷，你把我弄得好痛！我的膝蓋快痛死了！」我要他深呼吸，安慰他說很快就不痛了。兩分鐘後，他又抗議說：「我的膝蓋現在像著火一樣！你到底對我做了什麼？」我跟他解釋這都是療癒過程的一部分。又過了兩、三分鐘，他說他覺得膝蓋「像針刺般疼痛」。再過兩分鐘後，他說膝蓋溫暖又舒服。大約十二分鐘後，他的膝蓋完全好了，走起路來再也不會一跛一跛的了。

Q：除了特別疼痛的部位外，你是否曾因其他線索而發現還有他處需要療癒的能量呢？

A：有兩個方法可以辦到這點。第一個方法與解剖學知識和邏輯的運用有關，本書有許多章節提到此方法的指導原則。第二個方法則是讓身體告訴你哪裡需要能量，我覺得第二個方法比較深奧。通常運轉能量到某個部位一陣子之後，對象的身體就會按照需求排定能量運用的順序。一如所有的療癒，這整個過程都是自然而然發生的，其背後唯一的邏輯與道理，就是身體內在驚人的智能。

　　比如說，你幫某個人療癒下背部疼痛，對象可能會說現在別處有點感覺了，或甚至感到有點疼痛，可能是上背部、頸部、膝蓋或任何地方。

　　我喜歡問對象，是否有感覺到能量流向療癒部位之外的地方。由於身體智能會導引生命力到身體特定的部位，接收療程的對象可能會有相對應的感覺。

　　當某人告訴你，他感覺到能量流向身體其他部位時，我建議你要將他的話記在心上。當結束運轉能量到原先的療癒部位後，你只要把雙手放在對象剛有感覺或覺得疼痛的部位，也針對那些部位傳送能量，這就是我所謂的「追蹤疼痛」。大部分的療程都是在追蹤疼痛，直到疼痛完全消失為止。

　　某次，我幫某個針灸師進行量子觸療。她的手背上有好幾處灼傷，運轉能量到她的手背時，我請她描述感覺，她告訴我所有的能量都流向手肘。我問她為何手肘需要能量？她解釋說，兩年前她的手肘摔斷後並未完全復原。那時，我停止療癒她的手背而開始療癒手肘，讓能量湧入她的手肘約五分鐘。當能量感變得比較不劇烈後，我問她現在手肘有什麼感覺，她很驚訝地表示手肘所有的疼痛與不舒服都消失了！

　　初學者通常會發現，當你幫人療癒下背部疼痛時，在療程中的某時刻，對象會提到能量湧入頸部。由於頸部與下背部是彼此反射區，因此身體才會回應你療癒這兩個部位相當重要。同樣的，療癒手腕反

覆性過度使用傷害時，大家常常會提到能量流進手肘、肩膀、頸部、頭部或背部。這些部位最有可能與症狀相關，會不斷地在這個接續感覺過程中出現。

Q：這股能量是否曾療癒你所作用部位以外的症狀呢？

A：這種狀況經常發生。由於能量會流向「能量想去之處」，因此各種意外的療效就會出現。最常見的是，經過量子觸療後的頭痛對象，發現他的鼻竇疼痛也跟著消失了；相反的，抱怨有鼻竇疼痛的人，往往也會說頭痛消失了。

　　有回在我的課堂中，有兩位學生為某位罹患嚴重鼻竇疼痛的婦人療癒。療程結束後，婦人說她的鼻竇仍然很痛。我解釋說這可能無法盡善盡美，應該給身體一點時間恢復。隔天早上，她來電說她的鼻竇仍然很痛，我告訴她有時會發生這種狀況。她又說右眼的視力一向是20/200，但現在卻突然變成20/25 ❷，但她的鼻竇依然不舒服。不過，她開心得不得了！

　　順帶一提的是，她的視力並不是一直保持在 20/25，而是從那時開始就不斷地變動。隨著她持續地運轉能量到眼睛，視力現在正逐漸好轉中。

---

❷審訂註：20/200相當於視力0.1，在美國為法定眼盲。20/25表示視力0.8趨近正常，
　20/20或1為正常視力。

Q：假如能量會自動流到需要能量之處，那麼為何將雙手直接放在最有問題的部位會是如此重要呢？

A：如果你的時間很充裕，沒有限制的話，那的確沒有什麼差別。但萬一你有時間限制，那麼將雙手放在對象最迫切需要療癒的部位，效果才會又快又有效率。

打開花園的水龍頭一樣可以灌滿游泳池，但如果直接將水龍頭放在游泳池裡，不是會更容易嗎？

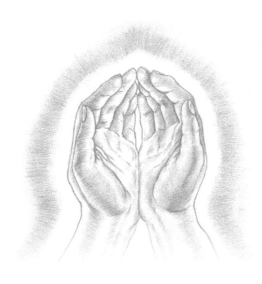

量子觸療與情緒問題

Q：量子觸療會如何影響到我所療癒者的情緒呢？

A：對象的情緒通常會變得更平衡、更和諧。能量並不會區分身體與情緒的問題，能量只會到其所需要之處，並針對對象而發揮其所需要的功效。

　　我記得有次去某個朋友處辦點事，剛進門，朋友就告訴我：「我先警告你，我今天脾氣非常不好。」

　　我問道：「你覺得身體哪裡不舒服嗎？」

　　他說：「非常有趣的問題！我覺得胸部上方、喉嚨與後頸部都很不舒服。」

　　我請他坐下，看看我能否幫他解決問題。我運轉能量到他身上這些部位，整個療程約莫六到八分鐘。結束後，他驚訝地發現自己舒服多了。「你做了什麼事？」他問。「喔！」我說，「我只是幫你做了一下『姿態』●調整而已。」

　　量子觸療的目的不是用來解決對象的情緒問題，而是要幫對象找到更好的情緒平衡，讓他能精神集中，才能有效又負責地處理自己的情緒。

●審訂註：雙關語，原文 attitude 有雙重意義：「姿勢」、「態度」。

　　我知道有位心理治療師就是用量子觸療來協助對象。首先，她會問對象覺得是身體的哪個部位感覺到那些情緒。接著，徵得對象同意後，她將雙手放在那些部位並運轉能量。她非常小心謹慎，不讓這些碰觸變成性騷擾或暗示。最後，她的對象都能更加有效地處理自己的情緒問題。

　　未解決的問題會妨礙具有療效的振動，或者導致疾病復發。量子觸療無法取代對象個人的情緒或心理層面的療癒。倘若量子觸療能夠取代情緒處理與健康的情緒表達，我就會將它視為釋放情緒的阻礙物。因為我相信，我們的基本原則是學習對情緒誠實並感覺及釋放自己的情緒，任何可能介入我們基礎成長部分的事物，都會帶來不良後果。

　　幸運的是，量子觸療只幫助我們處在更平衡的地位，更能為個人必要的心理成長，達到釋放、諒解與表達。

Q：當我應用量子觸療時，它會如何影響到我的情緒呢？

A：每回量子觸療療癒師在運轉能量時，不論他們是自身透過全身掃描或是正在為對象療癒，療癒師都提升了自己的振動，並從這股能量獲得一些益處。

　　除了從運轉能量所獲得的輕微療效之外，執行療程對療癒師的情緒狀態一直都有著奇妙的影響。我本身就體驗過這一點，而許多量子觸療的學生也跟我提到，在進行療程中也同時提振了他們的情緒。

結束量子觸療的療程

Q：該結束療程的時候，雙手的感覺是否會有所改變呢？

A：我發現的確是如此。當對象獲得所有他可以處理的能量時，他的身體就不再接收能量，因此你會發現雙手的麻刺感或其他感覺會慢慢減弱，甚至停止。許多時候，你會慢慢發現他們的身體會隨著療程的進展，逐漸配合你雙手的能量振動。當你們的振動趨於一致時，不論你繼續觸療多久時間，你可能都無法再注意到任何感覺。

這聽來好笑，但每個進行過量子觸療的人似乎都這麼想：「我的雙手沒有任何感覺了，我無法繼續運轉能量。」接著，當你將雙手從對方的身體移開時，你會感覺你的雙手瘋狂地嗡嗡作響。此時，如果你將雙手再放回對方身上，雙手又沒有任何感覺了。這很正常，這個跡象顯示療程已經結束了。

我有一個祕密技巧是：直接問對象的感覺。倘若他仍然不舒服，我會認為療程尚未結束。不過，我並非每次都能清楚掌握這一點。隨著經驗的累積，你就會知道對象將會在療程的哪一刻轉變他的振動。

Q：療程進行十分鐘後，對象卻要我停止，她說她覺得自己的身體只能承受這麼多的能量。這是真的嗎？

A：偶爾，能量會讓接收者感到不舒服，因為她對療癒的反應相當激烈，這是可理解的。

要注意的是，因為療程尚未結束，若在此刻停止療癒，你可能會讓對象一直停留在那種不舒服的狀態。

倘若有人對療癒產生這種強烈的反應，我建議你要溫柔地鼓勵他們繼續療程。慢慢的，隨著能量達到平衡，你與對象都會感覺到這個反應已經消失了。如果在能量強烈時貿然停止，會因太早結束而功虧一簣。

Q：如何判斷對象需要多少次療程？

A：關於對象需要接受療程的次數，並無嚴格確切的規則。

如果對象罹患的是慢性疾病，通常會比急性或剛發病的人花更久的時間療癒。基本原則是，只要對象有需要，那就要持續進行療癒。我會讓對象自行決定所需要的診療次數。就某些狀況而言，他們可能希望一週兩、三次，或甚至是連續好幾天的療程，這要視狀況而定。

如果是慢性背部問題，可以安排連續的療程來密集療癒，這對他們來說有利無害，對我來說，重要的是能看到自己有所進展。

療程結束後要做的事

Q：療程結束後，對象可做哪些事來加強自己的療效？

A：結束療程後，若對象能夠自己繼續運轉能量到處理的部位，就能強化並延長療癒效果。

Q：療程結束後，是否應該為對象做些什麼事？

A：我會建議給他們喝一杯水。療程中可能會釋放毒素，喝水可以幫助排出。

我個人覺得先將能量輸入到一杯水裡，再給他們喝會更棒（見269頁）。

在療程結束時，療癒師的雙手仍以相當高的振動運轉能量，因此在三到五分鐘之內，或許就能讓一杯250cc的水輸入驚人的能量。

量子觸療是否可能有害？

Q：運轉過多的能量，是否可能會傷害到對方？

A：就我所知，這種情況從來沒有發生過。你真的不可能會傳送出過多的能量，因為如果身體某個部位接收到過多的能量，就會將過多的能量運轉到身體其他需要能量之處。接受者會感覺到那股能量流到其他地方，而這會是很有用的資訊。

　　當我造訪諾曼・席利醫生並教他如何運轉能量時，就曾提出過這樣的問題。對諾曼・席利醫生來說，你不可能傷害到對象，畢竟這股能量只是要讓人獲得平衡而已。一旦達到平衡後，能量就會停止流動，或者就只會穿越過去而已。

Q：量子觸療是否有危險？

A：就我所知，量子觸療並不危險。我曾經見到在新生兒、動物與年長者身上所產生的諸多奇蹟。在這二十多年裡，我從未見過絲毫不妥之處。就如我先前所說，就算你給的能量過多，對象的身體也不會照單全收。

　　我唯一記得有一次，我對給對象量子觸療有過疑慮。

　　幾年前，我遇過一個接受肝臟移植後服用免疫抑制劑的人，藥物的作用在避免排斥新肝臟。我的考量是，若給此對象能量，是否會增

強他的免疫系統，造成肝衰竭的結果。因為我無法確定效果，所以決定寧可謹慎而不要冒險。

Q：是否有人會應用這些技術來傷害別人呢？

A：理論上來說，這是有可能的，但我不知道是否有人曾如此做過。問題是，若以負面方式使用能量，那麼能量很快就會回到做壞事者的身上。而且我也這麼相信，這個世界的報應不爽，而且回報的速度很快。除此以外，傷人者必自傷，如果你惡意傷害他人，也會同時傷害到自己的內心與自尊。

　　如果有人想利用這種方式來發洩仇恨，我只能建議他找些更健康的方式來發洩憤怒，如此才會強健他們自身。

量子觸療與其他療法

Q：對於結合量子觸療與其他實作療癒技術，你有什麼建議？

A：喔，那當然很好！就我所知，量子觸療可增強或與其他形式的實作療癒一起運作。

我把量子觸療看成是一種透明的療法，可以輕輕鬆鬆搭配其他形式的療法一起運用。

如果你修習的是靈氣療法，只要在靈氣療程時加入量子觸療即可。對於日式指壓或穴位按摩的療癒師來說，只要在平常的療程中從拇指或指尖將能量運轉出去即可。按摩治療師發現，療程期間得要非常專注才能運轉能量，練習一陣子之後，能量運轉就會變得駕輕就熟了。我聽說對象在接受了量子觸療按摩療程後，都會覺得全身發亮。整脊師發現他們在運用量子觸療後，可以取代一些「高速」的調整手法。頭薦骨療癒師曾告訴我，量子觸療改變了他們的方式。

像這類的例子不勝枚舉。重要的是，量子觸療可以用來增強許多其他技術的療效。

每個人都能學習量子觸療？

Q：殘障或視障、聽障人士是否都可學習量子觸療？

A：是的，當然可以！運轉能量靠的是意念、注意力與呼吸，不會因視覺、聽覺而分心的人更能集中注意力，甚至比看得到或聽得到的人做得更好！

Q：兒童也可學習量子觸療嗎？

A：當然！兒童通常很容易就學會。倘若他們想進行量子觸療，通常會有和大人一樣的效果。兒童上我的課並不罕見，讓父母開心的是，兒童進行療程的效果很美好。

在我的某次課程裡，有位太太帶著十一歲的兒子札克來上課。札克非常開心地發現自己就像大人一樣可以執行一些療程，而當媽媽療癒他因多次玩滑板所造成的一些舊傷和不良姿勢時，他也能幫媽媽一點忙。他與媽媽共享那份愛的情景，是我見過最美的畫面。

在回家的路上，札克說道：「你知道嗎？以前我心裡偷偷希望我能擁有超人般的力量，現在我覺得我真的有了耶！」

第二天下課後，札克告訴他的好友自己已經學會幫人療癒的方法。朋友說：「那就療癒我吧！」札克於是問他哪裡會痛。朋友回答說沒有地方會痛。札克告訴他：「除非你有什麼地方會痛，否則我幫

不上忙。」聽到這裡，他的朋友用手大力捶打桌子，手變得又腫又紅，札克立刻冷靜地拿起朋友的手開始運轉能量。幾分鐘後，他的朋友說道：「哇，這真的很酷！」接著，兩個人就跑出去玩了。

Q：做這類工作是否要有直覺感？

A：天生的直覺並非成功進行量子觸療的先決條件，儘管有些人似乎天生就知道該將雙手放在哪裡，但我發現其實問「哪裡會痛？」就夠了。我所見過的良好療效，多數都會用上這個「低科技」（low tech）的思維方式。

Q：量子觸療療癒師彼此之間有何差異？

A：就如每朵花都是獨一無二且美麗的，每個療癒師也都擁有自己獨特且美好的能量。每個人的能量性質與力量並不相同，有些療癒師似乎對療癒骨折特別拿手，有些或許可以療癒腫瘤。我發現自己特別擅長的是外傷、發炎、結構調整與減輕疼痛，有些療癒師則似乎擅長其他領域。

我相信，有一天我們會找到方法去測知每個人在量子觸療的專長，未來還會找到各種人特別專長在創傷治療、心臟疾病、癌症等等。

Q：你可以給我一些進行量子觸療時的要點嗎？

A：　●隨時保持應用呼吸技術。

　　　●運轉能量時，隨時讓呼吸與感覺連結在一起（很快地，這就會成為療癒師的習慣與第二本能）。

　　　●過程中都要全神貫注，盡力維持能量的強度。

　　　●密切注意雙手的感覺，適當運用那份訊息。

Q：我還是很困惑，為何我已經能進行量子觸療了，但卻不能稱為「療癒者」呢？

A：語言的表達在某些領域上仍是很貧乏的，雖然量子觸療確實是療癒的一種方式，但我們並非真正的「療癒者」。當我們做量子觸療的工作時，我們用雙手創造出能量場，以那份能量來啟動一個共振環境，讓對象可以進行自我療癒。我認為且深信的是，我們並非耗盡自己的能量去幫他人療癒，相反的，我們是用宇宙的能量來維持這個能量場。對象的身體會自然而然地認識這個能量場，並透過共振與導引，讓細胞逐漸配合雙手的振動。在此過程裡，他們的「身體智能」與「靈性智能」（spiritual intelligence）會運用此新的振動，來產生符合對象所需要的療癒。

　　沒有人可以幫你吃東西、幫你笑，同樣的道理，也沒有人可以幫你療癒。不論你從別人那裡接收到多少的療程，請記住，這是你的身體，也只有你的身體才能自我療癒。簡單來說，就是你的身體會療癒

自己。對我而言，凡是任何宣稱可以療癒別人的人，其實都不了解療癒的機制。

執行「療癒」工作的人是在創造出一個療癒的環境，就只是這樣而已。不過當我要告訴別人自己的職業是什麼時，我使用的是一般的術語：「療癒師」，因為如果我告訴別人，我是以共振來幫助大家和諧地進入我的振動中，以便啟動自我療癒的機制時，我想大概沒幾個人會聽得懂。

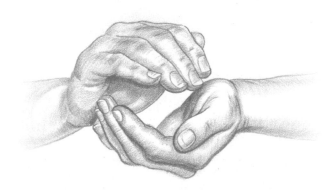

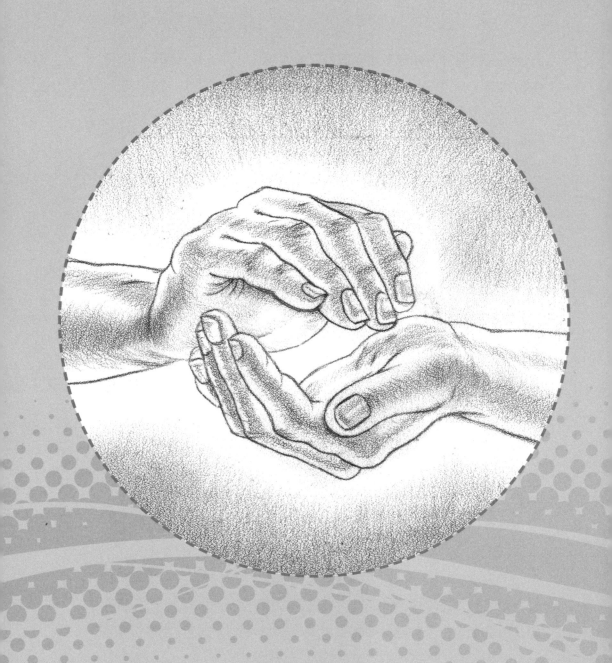

5
中階技術：
提升共振與旋轉脈輪

生命力是圍繞、滲透所有生物的能量，

愛或許也是如此。

生命力與愛之間的密切連結，

就是其中一個偉大的、歷久彌新的美好奧祕。

　　若你已經做過第三章所列出的能量與呼吸練習，你就已經學會成為超強療癒師所需要的基本技術了。要確認此說法是否正確，最簡單的方式就是直接用量子觸療對有疼痛的人進行療程。

　　此刻的你，已經可以開始學習中階技術。這些技術會進一步提升你的基本技術，但不是取代它們。我強烈建議你要持續練習這些入門功夫，再怎麼練習都不會嫌多。

　　下面我要跟你分享的中階技術，你可以自由選擇幾項來練習，有些療癒師會特別想重用某些技術，卻不想使用其他的。我建議你找出自己最喜歡也最適合你的項目。

共振的十個要素

　　當我教導他人如何運轉能量時，我希望大家能看到的是多麼容易去促成有效的劇烈變化。倘若你已經練習過第三章的技術，自己就會發現到這一點。現在則是到了進一步思索我所謂的「共振要素」（resonance factors）的時候了，這些要素都可用來提升共振、改善療癒品質與威力。我在此刻提出這些要素，是因為這些要素都建構在你已經學過的技術。此外，這些要素也可讓你的療程更具威力。

　　花點時間好好地思考這些共振要素，同時要確實操作，便可大為強化你的療程。

1. 運轉能量

　　全身掃描以及其他可強化身體覺知並將感覺帶到雙手的導向技術，都是量子觸療的重要元素。如果能透過意念與注意力而讓身體產生更多感覺，療癒就會更具效果。

2. 使用呼吸技術

　　就像鐵匠以風箱增強火燄、提高溫度，呼吸則是提升療癒共振的基本要素。透過身體來運轉能量是有益處的，但在許多時候如果能結合呼吸，則會比單做兩者之一更具威力。一般而言，運轉的空氣量愈大，療癒效果就愈好。請記住，療癒的全程都要隨時保持呼吸，不要憋氣，這不只提升療癒的共振能力，同時還能保護自己不會在療程中接收到別人的能量而讓自己疲倦。請深呼吸，只要不會感到頭暈，吸入愈多空氣愈好。

3. 連結呼吸與能量

　　比單純呼吸或運轉能量更重要的是，將呼吸與運轉能量兩者結合在一起。只要持之以恆地練習，呼吸與能量感覺就能完全交融。當呼吸與雙手的感覺完全連結時，你就能感受到，每次的呼吸都會影響並提升手中的感覺，只有在此刻，你才能好好地進行量子觸療。如同你對燃燒的餘燼吹氣時，會使它更加發亮；若呼吸的空氣愈多，能量就會變得更具威力。

4. 記得你的意念

你想要療癒他人的意念是這份工作的重要層面。對大多數人而言，想要協助他人療癒的欲望，幾乎是人類的本能反應。當看到有人受苦時，我們會有協助他們的欲望與反應，這就是療癒所需要的一切動力。

你可能很驚訝，就算你處於憤怒、沮喪、傷心、甚至義憤填膺的狀態下，你仍然可以進行很棒的量子觸療。多數狀況下，在進行量子觸療的過程中會提振情緒，你的簡單協助意念，就足以把量子觸療做得很好了。

當我提到「療癒的意念」時，可能有些人會開始懷疑起自己與其意念。事實上，他們療癒的意念早已在參加我的課程或花時間來閱讀這本書時，就顯而易見了。你無須等到已處於「完美」或某種神聖、啟蒙的狀態，才能開始幫助他人。此外，重要的是，你必須明白，你的意念事實上已超越了目前的情緒狀態。也就是說，為人療癒的欲望比某一刻所感受到的特定情緒要重要多了。

5. 選擇愛及感恩的心情

如你所見，光是運轉能量到身體並與呼吸技術連結，就可產生驚人的療癒力量。我先前就提過了，我相信愛是人類的本性，而光是看著孩童玩耍這個簡單的行為，就足以讓孩童感受到被愛的感覺，畢竟關注的動作就是某種愛的形式。

在療程中，我們無須「嘗試」著要去愛，因為那是我們的天性。狗無須刻意把自己弄得「像一條狗」，樹也無須刻意裝得「像一棵樹」。人類天生就會去愛其他生物，因此在量子觸療裡，我們無須刻意強調這種愛，那是我們與生俱來的天性。這就是為何單憑運轉能量，就能產生如此深刻且驚人的結果。

話雖如此，我仍得告訴你，透過有意識地選擇進入愛與感恩的狀態，對你自己與對象都會更好。但無論做什麼，千萬不要強迫自己感覺那些你感覺不到的。假設你感受不到愛或感恩，千萬別因此內疚，而誤以為自己做的療程很差（因為你不會如此）。但倘若能夠有意識地喚出自己愛人與感恩的心情，讓愛與感恩更能讓你享受並感受到身體的感覺。你的感恩或愛可能因為生命中的任何一件事而觸動，重點是要藉此來提升振動。我想你會很滿意其結果。

愛與感恩是自我憐憫與自以為是的相反詞，後面這兩者都是必須要盡力避免的負面共振因素。有意識地將自己置於感恩狀態，就可提升共振，並有效地強化療程。

6. 抱持正面積極的期待

抱持一份真誠的期待，期待身體不僅可療癒，並擁有如此的智能，將會提高及改善共振。達到這份期待的祕訣是，你一定要對自己的處境完全真誠，並以經驗與自信的程度為基礎，期待自己有最佳的表現。最好的出發點是告訴自己：「我不知道自己是否能療癒這個問

題，但我願意儘量試試看，而我知道身體本身就握有如何進入全人的藍圖。」你無須弄清楚其中的奧妙，只需要接受此事實，並相信這是真的。

在你這麼做的同時，請記住，身體擁有超越人類可以理解的自我療癒的智慧與能力。抱持相信奇蹟有可能會發生的信念，如此便可開啓潛在的機會之窗。就如能量需要意念與注意力來運轉，期待是提升振動的重要珍貴要素。

我認識許多傑出的療癒師，他們都抱持著堅定不搖的理解與期待，相信不可思議的療癒常常發生，也以樂觀積極的期待來爲對象進行療程。

7. 請求協助

對於具有靈性信仰的人來說，只要能讓事情運作得更爲順利，可以應用各種方式請求更高力量的協助。眞誠請求協助是很好的一個方法。以下是個很重要的訣竅：請求協助時，請儘量眞實地感覺到你所接收到的那份協助。

8. 付出你的一切

這點的重要性，再怎麼被誇大也不爲過。當你進行療程時，請全心全意地投入，最後的療癒結果將會大爲提升。

「付出一切」意味著放開其他所有念頭，專注於呼吸並連結雙手的感覺。不為其他事物所阻礙，你會覺得忘記時間或身在何處。有時當你付出一切時，你會覺得在過程中，自己好像消失了，似乎讓開來給能量自行處理一切。整個療程中要盡一切力量但又要保持在放鬆的狀態下。身體、雙手或心靈都必須沒有緊張感。

9. 放開對成果的執著

還記得我曾經說過，好的療癒者是曾經罹患過重病卻能快速痊癒的人。想通這一點，事實上，「療癒師」是療癒的協助者。當你進行量子觸療時，你確實沒有療癒他人，你所做的其實只是提升振動，透過共振與導引的力量來提升對象身體的振動。當你做量子觸療時，對象是否能夠療癒，並非你的責任，畢竟你除了自己以外，並無法療癒其他人。然而，你有責任要儘量長時間地維持高頻的振動，讓最後的結果臻於完善。

我曾經好幾次盡我最大的努力，卻看不到任何明顯的成果。就像我無法以對象身體狀況的好轉來居功，而我也不能為他們無法康復而被責備。每個人對量子觸療的反應不一，這要視每個人接收療癒能量與維持振動的能力而定。進行療程時，我們未必可以評斷療癒的效果。療癒師的任務就是盡力維持最高的振動，就是如此而已。

有時，療癒會因為某些因素而無法在特定時刻發揮作用，你的能量有可能不是對象在這次療癒時需要的。

　　有時，對象可能尚未準備好而無法被療癒，可能有情緒或其他問題需被處理，有些因素是我們知道的，有些卻是超乎我們的理解。重點是，我們不需要去批判自己的對錯或是心繫於療程的成果，你可以希望或期待最好的結果，但在最終設定你的共振時，要了解到對象的療癒成果並不是你的責任，你只是充當一個觸媒的角色去協助對象療癒自身而已。

10. 信任

　　信任你自己有助於維持高頻的共振。這份信任有好幾種面向：你可以信任自己充滿著足夠的愛，也有能力可以提升共振的能量。你可以相信不論療程中發生了什麼事，不論是緊張情緒的釋放或是某種身體效果的強烈釋放，這些都是為了達到最好的效果。最後，你更可單純地信任整個療癒過程，不管這個過程以何種面貌呈現都無所謂。若求助者的症狀似乎變得愈來愈糟，你還是要保持冷靜，持續以充滿信心的雙手運轉能量，直到疼痛消失為止。

　　當你繼續進行療程時，請慢慢且要有意識地運用共振因素。這可能會花些工夫，但結果會讓你感到非常值得。共振因素不是供你瀏覽而過的一份清單。請花些時間一個一個去練習，並留意這些因素如何影響到你雙手的感覺。請認真看待這些共振因素，等到你真正進行療程時，就會發現這些因素會帶來多大的改善了。

運轉能量的中級練習

建立能量漩渦

　　能量並非以直線移動，從電子、星球到整個銀河系，每樣事物都在運動、旋轉。就以一般物理作用而言，橄欖球或飛盤就是因為旋轉，才能更有效率地穿過空氣。子彈從槍管中螺旋而出，其旋轉運動有助於子彈能直線前進及具有更好的穿透力。同樣的，當你讓能量旋轉時，不僅提升了振動，也增加能量穿透的潛力。

　　當你做全身掃描而運轉能量流過全身時，請試試讓能量以順時鐘或逆時鐘方向旋轉圍繞你的整個身體（方向並不重要）。不論坐著或站著，請感覺能量向上旋轉到雙腿，經過軀幹、頭部，然後再向下旋轉到手臂與雙手。當能量抵達雙手時，請讓能量在手掌心旋轉。

　　請試著旋轉能量成為一股漩渦，同時穿越身體並圍繞著身體旋轉。用意念加快旋轉速度，看看你會有多少感覺。

這個技術需要大量練習，而花時間熟練這個技術非常值得。只要持之以恆，你就能隨心所欲感覺到許多能量有力地穿越身體。

這個練習的訣竅在於運用你的想像力與意念，讓你自己有能量的身體觸覺感受。只要你有愈多的感覺，量子觸療就會愈有效。單純地只想像能量運轉的效果，不如產生實際的能量體感。

配合脈輪與色彩來療癒

在我認識備受推崇的療癒師羅莎琳·布魯耶（Rosalyn Bruyere）之前，我就聽說她看得到能量。儘管她的聲譽卓著，但那時我仍不相信有人真的看得到能量。在此之前，我還設計出一些測試方法，想驗證是否真的有這種人，但到那時為止沒有任何人能通過測試。

我的測試包括盡我所能地用某隻手運轉聚集巨大能量，接著，隨意地詢問他或她看到了什麼。

當我有機會與羅莎琳碰面時，我在手上聚積一股強大的能量，請她看看我的手。她正視我並問：「你為何運轉那麼多能量在手上？」我告訴她，我想知道她是否真的看得到能量。她笑了笑並說：「我看得非常清楚，謝謝你！」我想我明白了。

羅莎琳後來在她的課程中解釋，當你把注意力集中在你的能量中心，即所謂「脈輪」（chakra），雙手傳出的能量就會顯現出你所注意脈輪的顏色。

　　我再次測試了這一點。「現在，你看我的雙手出現了什麼顏色？」我一邊將注意力集中在我的第三脈輪，一邊問道。羅莎琳毫不猶豫地回答：「黃色。」兩秒鐘後，我將注意力集中在我的第五脈輪，又問了她一次：「現在你看到什麼顏色？」她很快地回答：「藍色。」「好吧！你現在看到什麼顏色？」她說：「綠色。」我看得出她開始對這個遊戲感到不耐煩了，但我至少弄清楚以下兩點：首先，羅莎琳真的看得到能量；第二，全神貫注於脈輪，將會改變雙手能量的振動與顏色。

　　經由單一的脈輪運轉能量，可以增加透過雙手所傳出的振動。與其想辦法通靈，或絞盡腦汁找出與身體部位所需能量的對應顏色，不如擺出一整個彩虹光譜，讓身體去決定需要的顏色。我喜歡把這當成是一種「綜合維他命」療癒方式，只要丟進所有顏色的能量，然後讓身體決定它所需的。

　　既然植物無法只憑單一頻率光能而存活，我們的身體當然也無法只靠單一頻率能量而活。對於植物及人類，我相信一個全頻光譜能量是有必要的。

全範圍脈輪技術

　　我從一位靈性導師拉薩利絲所教授與脈輪有關的冥想技巧中，學會這個技術的變化版，並為了療癒目的而改編了這個技術。

第一脈輪：海底輪

　　請將所有的注意力集中在你的脊椎底部（尾椎底部與外陰和肛門之間的會陰區域），感覺那裡有一顆發紅光的球，這個紅色是明亮的火紅色。身體觸感遠比想像還重要，想像力主要是用來幫你帶來身體感覺。請運用「2-6呼吸法」，在6拍的吐氣中，將注意力放在第一個脈輪區。

　　當第一個脈輪區有了體感後，請開始以順時鐘或逆時鐘方向旋轉此「能量光球」，只要覺得舒服的方向就好。重要的是，意念會促使感覺增強。由於能量跟隨著意念，只要意念與注意力愈集中，感覺就會更明顯。

　　花幾分鐘時間，看你能帶給第一個脈輪多強烈的感覺。

第二脈輪：臍輪（生殖輪）

　　將全部的注意力集中到外生殖器正後方，並感覺有顆明亮發橘（柑橘）光的球。請運用「2-6呼吸法」運轉能量到脈輪，以感

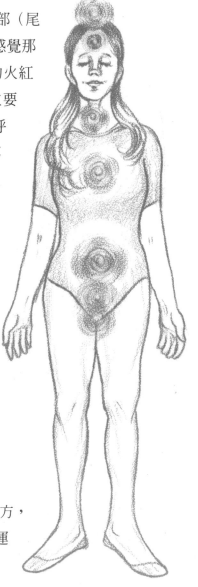

覺最舒服的方向去旋轉那顆光球，不論此方向是否與第一個脈輪相同，這都無妨。

請花幾分鐘時間，儘量將感覺帶到第二個脈輪。

第三脈輪：太陽神經叢

第三脈輪在太陽神經叢（solar plexus），亦即肚臍上下附近，約為手掌張開的大小。努力感覺腹部有顆明亮發太陽黃光的球，正以舒服的方向旋轉著。

請花幾分鐘時間，盡可能產生感覺，並運用「2-6呼吸法」，帶更多的感覺到這個部位。

第四脈輪：心輪

請將注意力集中在心臟部位，努力感覺有顆約拳頭大小、發出翠綠色光的光球。讓能量以舒適的方向旋轉，並運用「2-6呼吸法」，將更多感覺帶到此區域。

請花幾分鐘時間，盡你所能地將感覺帶到此部位。

第五脈輪：喉輪

努力感覺喉嚨部位有個微小但發出如晴空般藍色強光的球，以你覺得舒服的方向去旋轉它；同樣的，使用「2-6呼吸法」，將更多感

覺帶給此脈輪。

和先前一樣，請花幾分鐘時間，儘量把感覺帶到這個部位。

第六脈輪：眉心輪

第六個脈輪位於眉毛上方、額頭中心的部位，有時又稱為「第三眼」。請努力感覺有顆發出靛色光芒的球（顏色接近深色的紫水晶，亦即紫紅色），讓光球以你覺得舒服的方向旋轉。

請將焦點放在此部位幾分鐘，並運用「2-6呼吸法」增加感覺的強度。

第七脈輪：頂輪

請感覺頭冠部位有顆發出深紫色強光的球，努力感覺光球以你覺得舒服的方向旋轉，並運用「2-6呼吸法」，帶更多的感覺與能量到這個部位。

請花幾分鐘時間去增強感覺。

全範圍，一次一個脈輪

請試著運轉能量到某人身上，並且一次只運轉到一個脈輪。將焦點放在第一個脈輪，深呼吸數次，只要旋轉那個脈輪並從雙手運轉出能量即可。請持續在其他每個脈輪重複同樣的過程。所有七個脈輪都

要做過一遍，如此一來，對方的身體便可接收並選擇想要用來自我療癒的能量。

在我最近的班上，有個學生透過每個脈輪運轉能量給他的朋友，當運轉到第六脈輪時，他的朋友說感覺好像整個人在漂浮一般。這個學生沒有多說什麼，又試著從不同的脈輪再運轉出能量。同樣的，每次他從第六脈輪運轉能量時，朋友都會有漂浮的感覺。

全範圍，所有的脈輪

請努力想像每個脈輪都有顆彩色的光球在旋轉，但這回要同時旋轉所有的脈輪。從第一脈輪開始旋轉，接著加入第二、第三及至第七脈輪，注意過程中，所有的脈輪都持續旋轉。練習到最後，應該能感覺到七個脈輪同時在旋轉。當所有的顏色一起旋轉時，就能得到白色的光。請持續運用「2-6呼吸法」，增強此練習的感覺與威力。

為了方便做此練習，請想像你有個轉輪把手，旋轉這個把手，你就能讓所有七個脈輪同時旋轉。旋轉脈輪時，請持續運用「2-6呼吸法」。

重複此練習，但這回旋轉每個脈輪後，想像自己聽得到脈輪旋轉的聲音。脈輪旋轉得愈快，發出的頻率就愈高。這回請讓所有的脈輪一個接一個地旋轉，聆聽每個脈輪愈轉愈快時所發出的高頻聲音。請運用想像力，看看是否感覺得到脈輪旋轉時所發出的光芒。持續運用「2-6呼吸法」，增強此練習的威力與感覺。

　　若能先旋轉脈輪再開始療程，療程將會有更好的效果。有時，你可能也會想在療程中旋轉脈輪。

用「發音」增加療程的強度

　　發出音調可強化療程效果，且威力相當龐大。很多人都喜歡使用此方法來運轉能量。使用音頻時，可在心裡或大聲發出一個音調。進行量子觸療時，你可在心中或實際大聲發出一個音調，如此便可增加療程的強度。許多人可能會覺得大聲發音似乎有點奇怪，或許不適合應用在某些社交場合，甚至有可能會嚇到別人。其實，在心中發音和大聲發出音調一樣，都能達到相同的效果。

　　雙手輕輕握拳，開始運轉能量到手中，當你明顯感覺到能量時，大聲發出一個音調。集中精神，觀察手中能量的轉變。現在，請試著調合不同的音調。你可發出一系列較高的音調，看看哪個音調會造成雙手最強烈的振動。

　　適應大聲發音後，請試試在心中安靜地發音。在心中發出不同音調時，仔細觀察雙手的感覺。多數人會注意到，某些心中的音調會產生比較多的感覺，而其他某些音調則產生較少的感覺。

　　進行量子觸療的療程時，不論是在心中發音或大聲發出音調，只要找出能讓雙手產生最大感覺的那些音調，並在運轉能量時使用它們即可。你可以試試不同的母音，高低微調這些音調，找出哪一種或哪些母音具備最佳的共振品質。

在療程中，大聲發音會產生的困擾是，你往往會因為吐氣速度變慢而放慢呼吸。一旦放慢呼吸，振動就會降低，因此有可能會接收對象的能量。若要解決此問題，可使用「呼吸發音」（breathy tone）技術。

「呼吸發音」技術

發音時，務必要數到4或6時，才吐完所有的氣，這麼做會讓音調產生相當明顯的呼吸聲。試著大聲說悄悄話，你就會明白呼吸發音的感覺。這聽起來可能不太悅耳，但可維持高頻的能量，如此一來，在進行療程時，就能產生更好的效果，並且為自己做好更周全的防護。

發音時，請保持和平常一樣持續的呼吸，這點非常重要。保持持續呼吸，可避免你受到對象的振動所影響。只要在唱出音調的同時，深深吐氣，就能辦到這一點。

讓對象自行提高個人的振動

另一個可以提高療程振動的方法，需要對象的協助。

最簡單的方法，就是請他或她將全副精神放在被觸療的部位，教導對象如何集中精神，盡力去感受在你雙手之下或身體任何一處的感覺。

　　第二件要做的事，就是請對象深呼吸，彷彿將空氣直接呼吸到你所觸療的部位，對象本身的感覺應該是覺得呼吸彷彿流經正在接受觸療的部位。

　　第三，對象應該主動告知被觸療的部位或身體其他部位的感覺，是否有任何變化。此外，你可請對象配合做「1-4呼吸」或「2-6呼吸」。倘若對象出現疼痛感，請使用「1-4呼吸」，其他時候則使用「2-6呼吸」或「循環式呼吸」❶。

　　如果對象能將注意力集中到被觸療的部位，就能將個人意識帶到那個部位。當對象將呼吸的力量帶到那個部位時，就能進一步提高振動，而你則會感受到雙手的感覺加強了。另一個辦法是請對象配合你的呼吸模式，如此一來，你們兩人的呼吸就會同步。其成效可能會相當驚人，療癒效果自然不言可喻。

多手交疊與團體療程

　　團體療程的效果會比單人實施的效果高出好幾倍。我對一大群聽眾示範量子觸療時，有時會遇到某些人似乎對能量沒反應的情形。

　　發生類似狀況時，我會將這個毫無反應的聽眾轉交給幾位量子觸療學生，而他們通常能辦到我做不到的事。

---

❶審訂註：「循環式呼吸」（circular breathing）：此名詞在本書中僅在此出現一次，並未加以解釋、應用。循環式呼吸是用於吹奏樂器，鼻吸口呼同步進行，可持續不間斷吐氣。

　　當某個人用手以「三明治」方式包夾對象需要療癒的部位時，雙手與疼痛區之間便會產生威力龐大的共振。然而，當兩個人同時療癒一個人時，不只在療癒師們與對象之間，療癒師彼此也會建立起一個共振系統。這個全新且獨特的共振系統，往往比單獨療癒時有效得多。

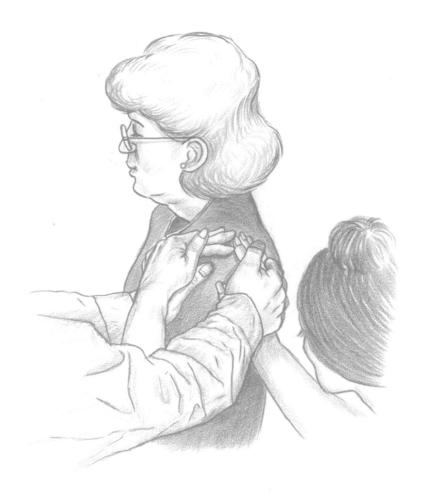

　　或許是我比較懶散，也或許是我想追求更好的效果，總之，我非常喜歡團體療程。不論如何，倘若你的朋友或對象對你的觸療似乎沒有反應時，你或許可試試團體療程。兩個人以上一起施作，真的會產生不可思議的效果！

　　有個威力龐大的方法很適合兩個人一起做，我們稱之為「總匯三明治」。由兩位療癒師一起用手採取「三明治包夾」方式：每位療癒師將一隻手放在對象身上，另一隻手則放在另一位療癒師的手上。

　　我還記得朋友保羅曾來電，說他的友人里克從七層樓高的鷹架上摔了下來，有根肋骨刺穿肺部，醫師從他的右肺抽出約三公升的血，才救回他一命。里克在意外發生一週後出院，那時他幾乎無法走路，也無法轉身或彎腰，一呼吸就痛得要命，右肺的呼吸淺而弱。

　　里克發生意外的一星期前，保羅才剛結束量子觸療的課程，於是我決定請保羅跟我一起聯手為里克進行觸療。為了加強療癒效果，我們使用的是「多手交疊」的技術。我把一隻手放在里克的胸部，也請保羅將一隻手穿過我的手放在里克的背部，接著我把另一隻手放在保羅的手上，保羅也把另一隻手放在我的手上。如此，我們都有一隻手直接放在里克的身上，而另一隻手則在別人的手之上。

　　透過這個方法，保羅和我建立了一個全新且威力龐大的共振系統，里克就可利用這個共振系統來自我療癒。隨著療程的進行，里克開始發出呻吟聲並扭動身體。我跟里克開玩笑，說這聲音聽起來不是感覺太好了，就是他正在進行很棒的性愛。他笑出聲來，這一笑又牽

引到了他的痛處，他說：「這比性愛更棒！」

我們繼續療程，里克的呼吸變得愈來愈開放與順暢。大約一小時後，他就能隨意彎腰、轉身，而在那之前，他可是全身僵硬，不敢隨便亂動的。第二天，里克回診，醫生發現他已能使用右肺百分之六十的功能，對此顯得驚訝極了！

醫生問里克是否有做處方上所寫的咳嗽練習，里克表示他沒有做練習，但朋友有運轉能量到他的肺部。醫生馬上回了一句很有意思的話，他說：「我不想聽這些。」里克緊接著問，醫學是實證的科學或是宗教式的教條。醫生沉思了一下後，又重複說了這句發人深省且令人再三玩味的話：「我不想聽這些。」

我鼓勵大家應該放寬心胸，試試量子觸療的領域。不論何時，當你能和另一位訓練有素的量子觸療療癒師一同療癒時，都會是一個提升你的觸療效果的大好機會。此外，樂趣當然也更多了！

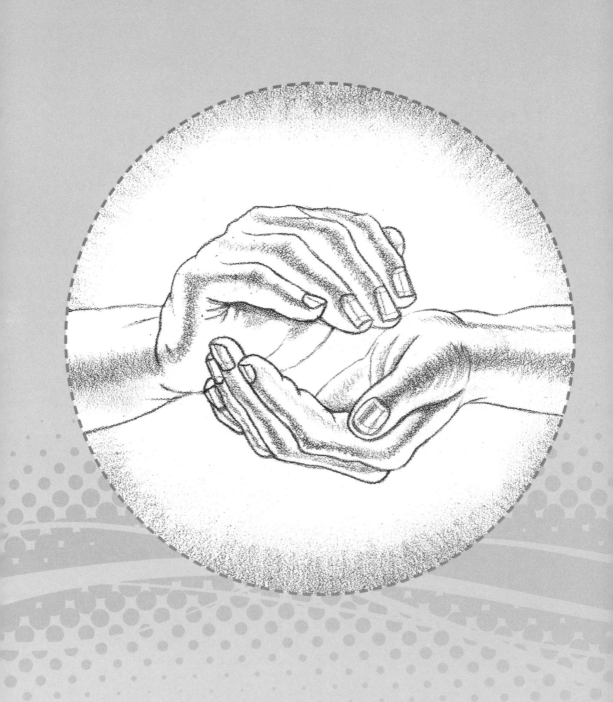

6

高階技術：
「你的最愛」與其他技術

愛的深度、奇妙、力量與光輝，

不只是超乎你所知，

更超乎了你的所有可能想像。

　　我建議讀者先熟練基本與中階技術的基礎後，再開始做這些高階技術。你會發現，不需要使用所有的中階技術，但透過初階技術來發展療癒功力卻是非常重要的，畢竟初階技術是其他技術的基礎，而中階與高階技術則可進一步強化療癒效果。

　　在進行療程時，成功運用中階與高階技術後，你會自然而然學到一些技能，而這些通常就是高階技術所需要的技能。我強烈建議大家在嘗試高階技術之前，先花二十到五十小時的時間熟練初階與中階技術。此外，我也要提醒讀者，有許多優秀的療癒師只使用初階技術就能獲得極佳的效果。知道有多少種技術並不重要，重要的是練習次數與熟練程度。

　　我在量子觸療課程時，每次教到這個課程都會很興奮。一旦開始學習高階技術後，教室裡的氣氛就會變得十分熱烈，我們會聽到許多人談論自己所經歷或參與的獨特療程。

　　「高階」練習與技術，都建立於基本與中階練習所打下的扎實基礎。我強烈希望讀者先熟練基礎技術後，再開始做這些練習。一般而言，這些技術比基本與中階技術更具威力，同時也需要透過經驗來累積更多的技巧與信心。

「你的最愛」技術

　　「你的最愛」技術又稱為「朱利斯技術」（Julius Technique），這

是最簡單、最自然的一種技術。

許多年來，我不斷聽到這樣的故事：從未接受過正式實作療癒訓練的人，有一天突然受到啓發而能進行觸療，且其驚人的良好效果也讓他們驚訝不已。稍後，當他們想再試一次時，卻無從做起，而且完全不明白剛才是怎麼回事，自己又是如何辦到的。我覺得「你的最愛」技術可能就是那單一一次成功的祕密。

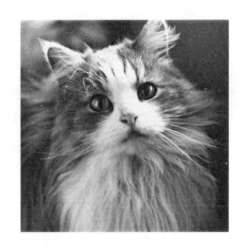

當你能與深厚的愛連結時，當下你就改變了雙手的振動。我的朋友比莉十分鍾愛她那十隻貓咪，牠們都很特別，都是她最好、最可愛的伴侶，她說其中有隻名叫朱利斯的貓更是讓她的心整個「沸騰」。朱利斯會擺出愛慕的神情，讓人覺得很神奇（見右圖）。比莉學會運用她對這隻貓咪的滿心喜愛來提升她的療程，你也能同樣使用它！感恩、喜悅與愛的感染力都很強。

我之所以會把這個技術放在進階單元裡，不是因為它很困難，而是因為我希望大家都能完全明白一點：無須為了達到最好的效果而刻意使用。我有些學生硬是強迫自己使用這個技術，結果反而造成自己的不舒服。

　　運用「你的最愛」此一技術的祕訣就在於，只有在無須費力改變情緒時使用，才能奏效。

> **取用自己的愛，成為偉大、神奇的療癒力。**

1. 請回想並重新體驗生命中讓你感到無限愛意、感恩、快樂或喜悅的某個人或某件事。只要敞開情感，想著那個人、狀況、動物、植物或任何能點燃、激發你熱情的事物。

2. 讓此情緒充滿身體，盡可能地讓身體充滿情緒「體感」，將注意力集中在身體有感覺到情緒之處。例如覺得愛在胸膛，請盡你所能地聚集所有的感覺去感受胸口的愛，並讓愛擴散至身體各處。

3. 請將你的愛、喜悅、快樂或感恩的感覺自雙手傳出，同時要運用呼吸技術。就是如此簡單，只要用意念移動情緒的體感，穿越你的身體，接著從雙手運轉出去。

　　你也可以用其他積極正面的情緒來取代愛，例如熱情、滿足、美妙或鼓舞等情緒都可善加運用。

　　請勿強迫自己去感覺積極正面的情緒，因為這樣做沒有任何效果，也不好玩。請以你隨意可得的情緒，而且只能在心情好時才使用這個技術。

下坡式呼吸

在接觸量子觸療二十年後，我發現我自然而然地在做「下坡式呼吸」（slope breath）。這需要達到一定的技術層次，許多初學者可能會覺得很困難。

用「1-4呼吸」或「2-6呼吸」吸氣，吸完氣後，在剛開始吐氣時，要十分緩慢地呼出空氣。繼續吐氣，並逐漸加快速度，數到4或6時完成吐氣（視個人所選的呼吸法而定）。吐出的空氣愈多，吐氣的速度就愈來愈快，就如下坡時會自動加速一般。

練好此呼吸技術的訣竅在於，全神貫注於雙手的感覺。吐出愈多的空氣，感受雙手的感覺變得愈來愈強烈。

有個意象可幫助你想像我剛才的描述：想像你正對著灼熱的木炭吹氣，愈是努力吐氣，木炭就會燒得更亮。

我之所以將此技術放在進階單元，是因為你在吐氣時，一定要清楚地感受到雙手感覺的增強。務必要完全地呼吸，數到6後，吐氣就結束了。

和聲發音

　　對於愛好發音技術的人而言，「和聲發音」（harmonic toning）是增強量子觸療的一個好方法。一如量子觸療的其他發音，請務必在數到6時完成吐氣。練習和聲發音時，在心裡一次同時發出一個以上的音調，如此便會產生和聲。請嘗試不同的音調與母音，找出能使雙手產生最強烈感覺的音調。

　　此技術還可做另外一種變化應用：在心裡發出一個音調，一次又一次地升高音頻，直到超過聽力範圍為止。倘若你再也無法想像聽到該音調時，無須感到訝異，這就是此技術的目的。接著，以同樣方法升高另外兩個音調，直到這兩個音調也高於聽力範圍並與第一個音調達成和聲為止。所以，現在你就有三個彼此和聲且全都超過聽力範圍的音調。

　　做此練習時，請想像對象的健康與幸福，想像前述的完美境界正從自己表現出來並進入他們的生活。即使你可能不知道那是何物，但它仍會傳達其訊息。接著，在這個非常舒適（無壓力、緊張）的幻境中，只要放鬆自己繼續發音即可，這就猶如正在做著美夢一般。

能量漏斗

這是旋轉能量的一種變化。請想像你的頭上有一股能量旋風，能量漏斗的尖端進入你的頭部，穿越過身體，帶給你無盡的能量源。在此最重要的是，你必須能在身體內部感受到能量漏斗的「體感」。光是想像有個能量漏斗還不夠，要讓這個技術能夠完全發揮功效，必須體內真的能感覺到能量漏斗的存在。

運轉能量時，請感覺能量漏斗旋轉穿過身體。此技術可以提高療癒的能量。關於量子觸療的所有想像技術，最重要的不是你所看到的東西，而是那些讓你能在體內及雙手感受到「體感」的想像。請記住，這一切都與感覺有關。

強化共振的技術

參見第十三章251頁。

運用第八至第十二個脈輪

許多人都聽過或運用過身體的七大脈輪，而第八至第十二個脈輪的名氣就比較不那麼響亮，那是我從拉薩利斯那兒學來的。如果你喜歡本書第五章的脈輪技術，那麼我想你也會喜歡運轉以下這些脈輪。

現在，想必你對於旋轉第一至第七個脈輪已經駕輕就熟了，所以接下來就可學習運轉第八至第十二個脈輪，進一步提升量子觸療的能量。

請使用相同的冥想技巧，一個接一個地旋轉脈輪，並將這股能量從雙手運轉出去。許多人告訴我，當他們在進行療程時，第八至第十二個脈輪開啓了他們，而與更棒的心靈感官產生連結，有時還會產生驚人的成果。請記住，做以下這些練習時，需要其中任何一種呼吸技術。

第八脈輪

第八脈輪象徵現實的概率性、眞實與靈性的連結，可在雙腳之下接觸到第八脈輪。請想像在雙腳下二十至二十五公分處，有顆耀眼白光的光球，讓光球以你覺得舒服的方向旋轉。重要的是，不只要想像光球在旋轉，還要眞的從光球的旋轉中感受到一些身體感覺。

第九脈輪

第九脈輪象徵現實的可能性與較高層自我的所在，這個脈輪位於頭頂上方。

請想像在你頭頂上方二十至二十五公分處，有顆耀眼白光的光球，讓光球以你覺得舒服的方向旋轉。不要只是想像光球在旋轉，還要真的從光球的旋轉中感受到一些身體感覺。

第十、第十一及第十二脈輪

第十脈輪象徵超越我們所體會的幻覺之外的真實；第十一脈輪象徵靈魂與靈性；第十二脈輪象徵個人與神、宇宙、女神、所有的神祇、聖靈之間的關係。

第十脈輪位於第九脈輪上方約二十公分處，請重複第九脈輪所描述的方法。

第十一脈輪位於第十脈輪上方約二十至二十五公分處，第十二脈輪位於第十一脈輪上方約二十至二十五公分處。請按照同樣的步驟旋轉脈輪，同時要運用學習過的呼吸技術。

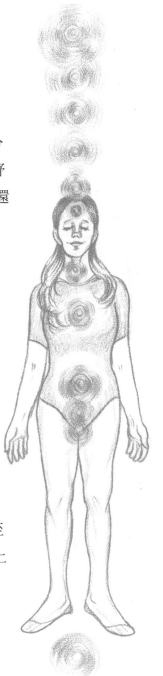

153

　　體驗過第八至第十二脈輪的旋轉後，以下是運轉這些脈輪的兩個受歡迎的方法。

　　第一種是從第一至第十二脈輪一個個地接續運轉，並同時運轉雙手能量。若發現某個脈輪能使雙手產生更強烈的感覺，就表示那裡有更大的共振，因此請多花點時間在那個脈輪上。

　　第二種方法比較具有挑戰性，你要同時旋轉十二個脈輪，接著從雙手運轉出能量。旋轉脈輪時，只要你的雙手有較強烈的體感，上述任何一個技術都會很有效。有些人發現，只要能讓第十二脈輪好好旋轉，就能讓其他的脈輪也開始旋轉。

　　除非你已經很了解，否則我還是建議你從所有的脈輪運轉能量。你可以一次只旋轉一個或同時旋轉所有的脈輪，接著再從雙手運轉能量出去。

尋求協助

對於喜歡與較高層的自我、天使、引導或靈性導師合作的人來說，在療程中尋求協助絕對是有益無害的。

運用自身靈性的感覺，絕對能提升自己的振動，而由此獲得的正面期望與協助，也絕對會讓事情進行得更為順利。

若要由此發揮更大的療癒效果，請讓自己儘量去感覺協助你的那雙手，真切地去感受加諸在你手上的體感，接著並感覺你對此協助的感激之情。

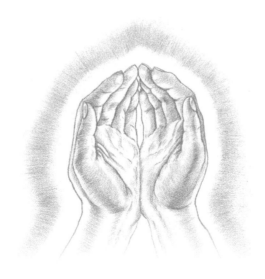

提高期望，但不自我懷疑

一九八〇年時，我常常花好幾個小時坐在包柏・拉思慕松的身邊，想了解為何他運轉的能量比任何人都要強而有力。我把自己想得到的所有問題都拿來問他，想藉此找出他的祕密，而我相信其中一個祕密就與期望有關。

我刻意將這個技術放在這一章，是因為我看過有人誤用這個技巧而受害。對療癒結果抱持高度的期望，確實會提高你的共振，但也會成為影響療癒結果的一個強力因素。然而，如果在別人尚未做好準備時就讓他們抱持著高度期望，那可能只會讓他們深陷在自我懷疑之中。相信我，進行量子觸療時，自我懷疑可不是受歡迎的一種心理狀態。

就算你還不了解量子觸療有多麼美好，你還是可以相信「凡事都有可能」。因為信念先於期望，你可以選擇保持以下的信念：療癒是有可能的，身體知道該如何自我療癒，以達到一個完美境地。

假如你無法做到這些，那麼在療癒時不妨抱持著「我不知道會發生什麼事情」的中立態度，因為即使是這類中立的態度對療程都會有所幫助。重點是，你要盡可能地提高期望，但又不會墜入自我懷疑的程度。

療癒過去的自己

當我第一次使用這個技術並看到最後的成果時，真是又驚又喜。在此之前，我就已經發現，許多未開發或原始國家的小孩常常被抱著，而這在西方文明社會中卻不常見。

人類學家珍・萊德羅芙曾出版一本很棒的書《富足人生的原動力：找回失落的愛與幸福》，她在書中提到有一些原始社會裡的小孩從不打架，在這些社會裡，嬰兒都被抱著到處走，大人不會輕易將嬰兒放下來。

珍推測，孩子身上有許多的能量必須釋放，當他們被父母抱在懷裡時，就會釋放一些能量給父母；沒有人抱的孩子就會變得好鬥逞勇，充滿暴戾之氣。

因此，我想西方文明之所以充斥著不滿與疏離感，可能就是因為西方人彼此之間嚴重欠缺觸摸所致。西方人愈來愈有錢，但人與人之間也愈來愈疏遠，愈來愈孤獨。

有一天，我決定以冥想來療癒嬰兒期的自己，給自己一些過去未曾得到的身體接觸。在冥想中，我意想著回到過去，想像我正抱著嬰兒期的自己。當我的雙手抱著這個小寶寶時，我決定傳送能量到嬰兒身上。

才不過運轉了幾秒鐘，我就感覺到一個前所未有的經驗，突然間有一股澎湃的能量穿透我的身體，脊椎就如鞭子一般甩動，我的身體猛然坐挺了一些。我不明白發生了什麼事，但這次經驗真的出乎我的意料，十分戲劇化。

這個技術非常簡單，只要輕鬆地進入冥想狀態，並想像著你回到過去，抱著幼年時的自己（你可挑選任何一個年齡）。

當你抱著年幼時的自己（小嬰兒或小孩）時，請開始從雙手傳送能量，並和其他療程一樣都要採用前面所教的呼吸方法。

結合不同的觸療技術

經過反覆練習後，你就能結合所有學過的技術而發揮最大的功效。結合這些技術時，療癒師需要付出更多的專注力。記住，過程中你愈是投入，得到的效果就會愈顯著。找出並結合一些你最喜歡的技術，可以讓療程更有創意，同時也能找出最適合你的觸療模式。

以下幾個例子告訴你該如何結合不同的技術，從雙手傳出能量並保持正確呼吸：

- 使用漩渦技術或漏斗技術旋轉能量時，請搭配發音。音調愈高，能量就旋轉得愈快。
- 使用「你的最愛」技術時，請一次旋轉一個脈輪。
- 請在發音及抱持高度期望時，進入正在療癒的患部組織（參見第十三章所述）。

我想你應該明白我的意思。挑選並結合你所喜歡的技術，盡興地玩吧！

務必熟記的四個要點

　　對療程抱持信心是非常重要的。療癒過程中或許會導致短暫的疼痛或其他令人沮喪的現象，這些全都是療癒的一部分。生命力與療癒過程所涉及的複雜度與智慧，遠遠超乎我們的概念及理解。如果出現問題，請繼續運轉能量，不要中途放棄。

- 持續維持呼吸。
- 連結呼吸與雙手的感覺。
- 沒有人能真正地療癒任何人。需要療癒的人本身就是療癒師，而療癒師只是維持共振，讓療癒發生罷了。
- 能量會遵循身體的本能進行必要的療癒，療癒師所關注的是「身體的智能」與「追蹤疼痛」。

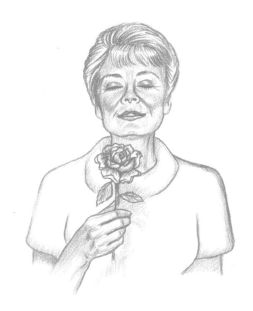

更多的問與答

Q：每一次呼吸，我都要計數嗎？

A：不用！計數只是用來保持呼吸節奏的指導方法，每拍的長度約為一秒鐘。一旦你掌握了呼吸的規律，就可維持一個節奏。對雙手的感覺保持感知極為重要。每次呼吸時，可注意雙手感覺的變化，這是非常有用的資訊，而且注意雙手的感覺，還能提醒你保持呼吸。總之，每個人早晚都會發現最適合自己的呼吸節奏。

Q：你是否曾因療程中所發生的事而受到驚嚇？

A：我確實有幾次因為對象產生劇烈反應而受到驚嚇，事後回想，那是因為他們的身體正經歷著極為快速的療癒過程。

有一回，我到矽谷一家擁有數千名員工的大公司，示範量子觸療對於療癒腕隧道症候群之類反覆過度使用傷害的好處。邀請我的那位女士（姑且稱她為「珍」）是該公司的健康主管，她也請了安全主管到場見證我所示範的療程。

珍的舉動看起來就像是剛喝完六杯咖啡、緊張兮兮的紐約客。在我開始診療四位有手腕疼痛症狀的員工之前，我（愚蠢地）決定先讓珍體會量子觸療的效果，心想也許這會大有幫助。我留意到珍的枕骨脊相當不平衡，其中一個有手腕問題的工程師用拇指按壓珍的枕骨脊加以確認，發現真的是相當不平衡。

　　我站在珍的背後，用拇指摸著她的枕骨脊，我的手指沿著她的頭部兩側移動。幾秒鐘後，我發現她往前傾，接著她突然雙膝發軟，我趕緊抓住她的手臂，扶她躺到地板上。

　　珍就那樣仰面躺著，一雙眼睛睜得好大。安全主管撿起她的無線電大聲吼著：「緊急事件！四號會議室有緊急狀況！醫務人員請趕緊前來協助！」

　　就在這段期間，我持續運轉能量到珍的頭部。約莫一分鐘後，珍醒了過來，告訴大家她很好，說她覺得神清氣爽，但她不明白自己怎麼會躺在地上。那名工程師再次檢查珍的枕骨脊，驚訝地發現，原先不平整的骨骼似乎都對齊了。

　　這個故事的重點是，當能量以無法預期、甚至困擾的方式發揮作用時，我發現解決之道就是運用更多的能量，而不是較少的能量。

　　這故事的後續發展是，第二天珍就去找醫生檢查。醫生問她：「那個人按你頭部後面的力道有多大？」她解釋說，我只是稍微摸了她的頭部後面。醫生於是下了結論：「那麼他當時就不可能對你做什麼事了！」

　　我以前就一直希望自己能夠強壯到「把人打倒在地」，但我從來沒有想過有一天我真的會把人弄到倒地。現在只要是示範調整枕骨，我都儘量讓對象坐著。

Q：你如何決定哪一次要使用哪種技術？

A：我已經教給你超乎你所需要的技術了，所以只要找出你最喜歡的，然後使用那些就可以了，我從來沒打算要你們使用或精通所有方法。重點是找出適合你的方法，接著就好好玩一玩吧！

一旦你理解了量子觸療的基本原理，就能自創運轉能量的好方法，只要將能量搭配呼吸方法，那麼不論你使用哪些技術都會發揮作用！當然，一定有某些方法最適合你，但卻未必適合別人。量子觸療本來就是會隨著時間演進的系統，所以不妨寫信告訴我們你的發現，我們可能會將這些內容放在我們的網站上（www.quantumtouch.com）。

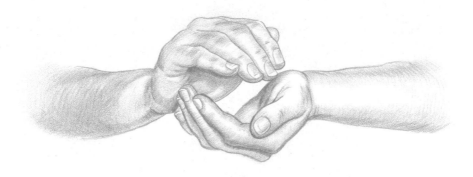

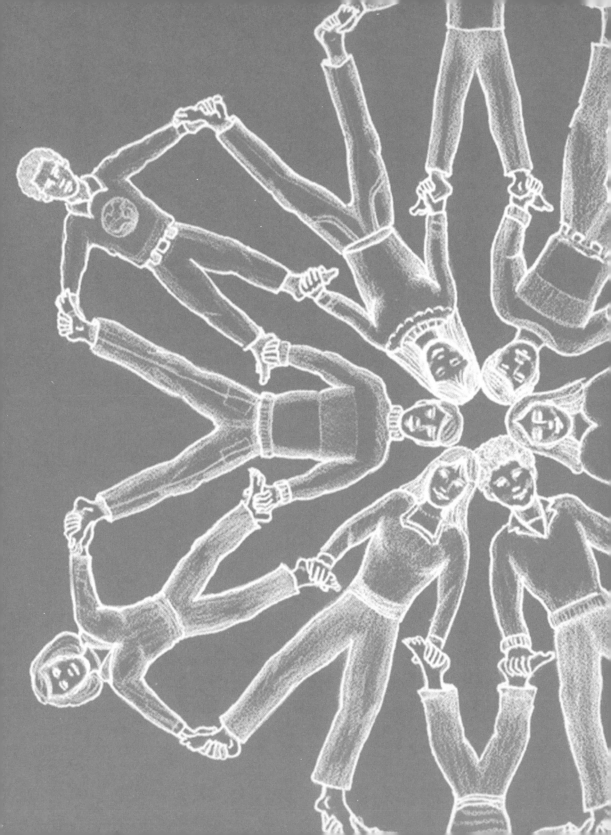

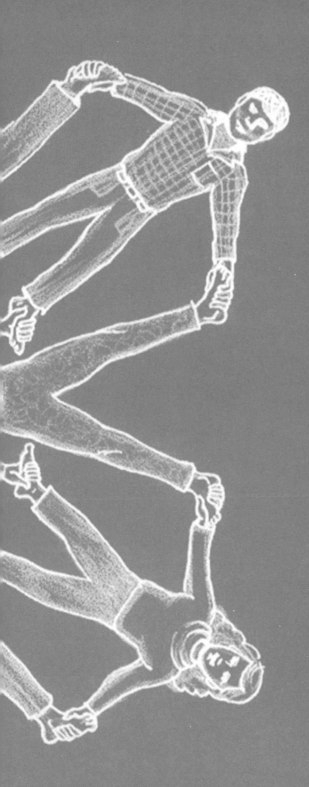

Part 3

應用篇

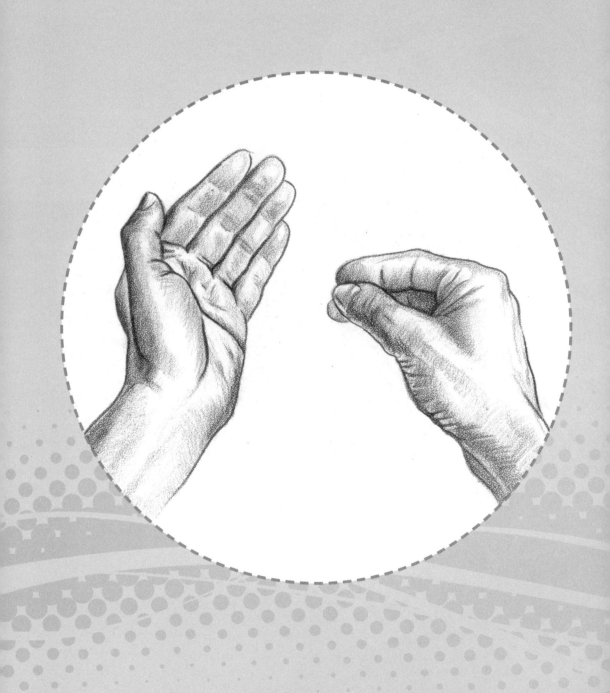

7

以能量矯正姿勢

緊要關頭

我們現在正處於實作療癒具有驚人突破的緊要關頭。
原本只被視同為「科幻小說」之流的人類能力，
如今已然是貨真價實、可通過科學嚴謹審查了。

勇敢面對不可能的事物

幾年前，我應邀在舊金山某個大型會議上發表演說。我向大家說明學習量子觸療非常簡單，在許多療癒效果中，骨骼（包括頭顱骨）只要輕輕碰觸，就會自動地排整齊。

演講結束後，有個男人走向我，說道：「我是生理學博士，我知道你不可能移動頭顱骨，因爲頭顱骨是固定接合不動的！」我回答：「我很高興認識你，請到這裡來，讓我證明給你看！」一會兒後，我在聽眾中找到一個頭顱骨極爲不平整的對象來做示範。

我將拇指放在她的枕骨脊兩側，向上按著她的頭部後方，發現有一側比較高。「你看到什麼了嗎？」我問道。這位生理學博士將拇指放在同樣的位置，稍微分析後，他說：「左邊似乎比較高。」「高多少？」我問他。他把拇指放她的枕骨脊，更小心地量了量，說道：「至少有1.3公分，大概1.6公分吧！」我跟他說，我看到的差距也差不多一樣。接著，我輕輕地將拇指放到她的枕骨脊底部，將指尖放在她的頭部兩側，並開始運轉能量。大約十五秒後，我請他再檢查一次。他懷疑地轉著眼睛，然後開始用手測量，這回他量了又量，大概整整有一分鐘，最後他說枕骨脊似乎完全平整了。「你有興趣研究這個嗎？」我問他。聽到這話，他回答說：「沒有，我研究的是兩棲動物。」說完，他就離開了。

我現在要說的是，你可以輕鬆地做到傳統科學認爲不可能的事。

但是我也要提醒你，當你發現能辦到這點時，也許就得擴大調整你的信念了。有些人可能對此會不以爲然，但我並非要求你改變信念，只是請你遵照指示，誠實地看待所發生的事情。

倘若你已經做好第三章的練習，此時你應當能夠：

● 感受到能量流經身體，進入雙手。
● 執行呼吸技術。
● 連結呼吸與身體感覺。

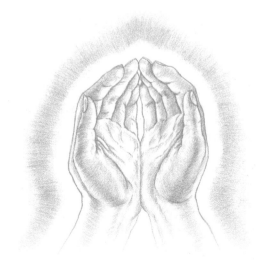

需謹記在心的五件事

當你試著運轉能量要矯正他人的姿勢時，請將以下幾件重要的事情謹記在心。

這類骨骼架構的操作調整是十分和諧的，骨骼似乎融化並歸位整齊，你幾乎聽不到整脊時通常會發出的喀嚓聲或嘎吱聲。

● 你無須決定骨骼是否應當移動，對象的身體自然就會知道，他的身體本能會決定接下來應該發生的事。多數時候，對象的身體會「選擇」將骨骼放回原位。根據我的推測，原因應該是身體似乎原本就偏愛骨架排列整齊。

● 輕輕觸摸，骨骼會更容易移動。千萬別硬要施加外力來導引或壓迫，這只會造成反效果。大家通常都習慣施力來矯正位置，但量子觸療無須施力，就算施力也只是白費工夫。進行時，雙手務必要放鬆。我有許多學生都會不知不覺就握緊雙手，尤其是曾經學過各種按摩或深層體療的學生。請放鬆你的雙手，當你不緊繃時，能量才能更輕鬆地流經身體。

● 採坐姿或站姿比較容易調整姿勢。因為某些原因，身體直立時，最容易進行骨骼的矯正；但這並不表示對方若躺著，就無法獲得任何效果，只是坐姿或站姿確實能讓療程更容易進行。這對量子觸療來說十分方便，因為不論你人在哪裡，只要有立足之地（多數時候，只要一個座位也可以），就能進行療程。

● 當你運轉能量時，會產生許多不同的療癒效果，其中只有部分療效會造成骨骼的移動。由於輕輕觸摸就能戲劇性地改變姿勢，效果出人意料，因此我喜歡在群眾面前示範這類療程。許多親眼目睹療程的人，自然而然就會假設量子觸療只能用來矯正骨骼，但其實骨骼的移動就如冰山一角，表面底下仍有許多事情正在進行。我們不太容易察覺到以細胞層次所發生的各種事情，但骨骼的移位卻清楚可見。

● 有時骨骼會移動得很快，但有時會移動緩慢，有些時候則完全不動。我們的身體有時會因為安於原本的架構，以致不論運轉出多少能量到體內，身體仍然維持原先的架構而不輕易改變。就常識來說，沒有損壞的東西是無法修理的。在療癒有慢性背部問題的人時，你或許會注意到幾分鐘之內骨骼就有了變化，但也有可能要花上十分鐘、二十分鐘或甚至三十分鐘後才看得到變化。在大多數情況下，有些姿勢調整可在二至五分鐘內看到成果，有時甚至只需幾秒鐘就有成效了。

倘若你已經順利完成第三章的練習，那麼即使你仍堅持說不相信量子觸療，但其實你的心裡已經相信了！

人體有兩個地方的骨骼移動時最為明顯，也最容易移動，那就是髖部與枕骨脊。現在我們就從矯正髖部做起，證明你只要輕輕一摸就能改變姿勢。

測量及改變髖部姿勢

　　請找出髖部兩邊高度不同的人。請注意，有些人確實有實質長短腳的情形，但這個技術並不能矯正這種情形。然而，絕大多數髖部不對稱的人，都可藉由這個技術獲得改善。

1. 將指尖放在隆起的腸骨（髂骨）脊上面（就在髖骨頂端），以同樣的力道輕輕向下壓住兩側。想看清楚髖部兩邊是否不對稱，你必須眼睛平視要測量之處。上課時，我得不斷地提醒學生單腳跪下，這樣就比較能看清楚對象的髖部是否一樣高。在許多案例裡，左右髖部的高低差距相當明顯，但也有一些人的髖部兩側差距並不明顯。我的建議是，初次進行觸療時，最好找一個髖部兩側明顯有高低差的人來做示範。

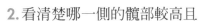

矯正後　　矯正前

2. 看清楚哪一側的髖部較高且約高多少之後，再將手掌輕輕貼放在髂骨頂端。千萬別往下施壓，只要開始運轉能量就好。請先做全身掃描，感受你的雙手充滿了能量感覺，並選用一種呼吸技術。我的建議是，這時用「1-4呼吸」應該很有效。持續呼吸並運轉能量到對象的髂骨，

時間大約是一到四分鐘。有時候，這個部位的骨骼幾乎在剛開始碰觸時就出現移動現象，但有時需要花較長的時間。

3. 務必要詢問對象是否有異樣或任何有趣的感覺。多數時候，當你一開始運轉能量時，對象應該是幾乎馬上就能感受到能量的存在。

4. 請採用上述方法，將雙手放在髂骨前面。髂骨是非常複雜的構造，可以往旁邊、上方、下方與各種組合方式轉動。有時某一側會往前面隆起，另一側則會在後側隆起。平衡髂骨的前後兩側絕對是個好主意。

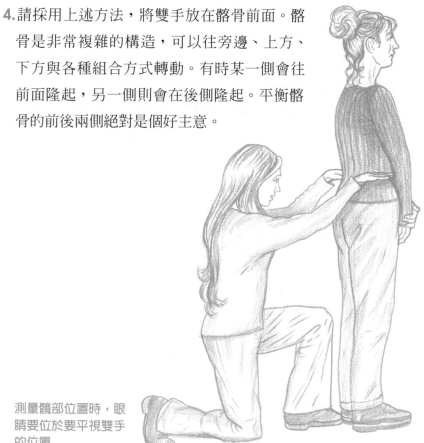

測量髖部位置時，眼睛要位於要平視雙手的位置

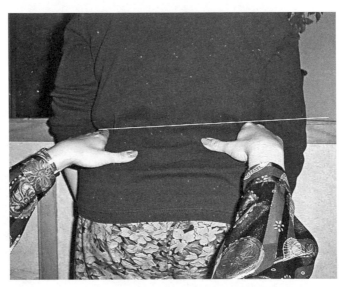

將雙手放在髂骨的位置來運轉能量，可以矯正髖部一邊高一邊低的問題（如上圖），觸療結果相當明顯（如下圖）。

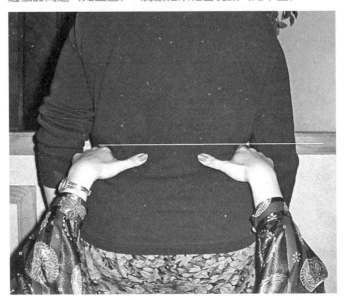

由前向後調整髖部

如下面這兩張圖所示，髖部也可由前向後調整。

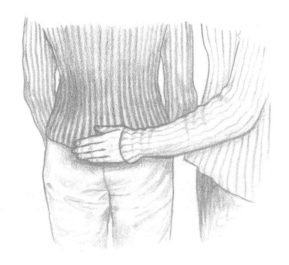

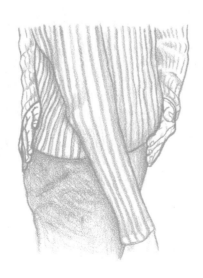

改善結構校準

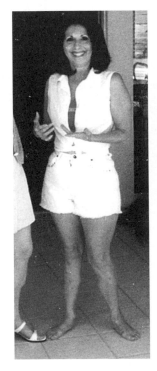

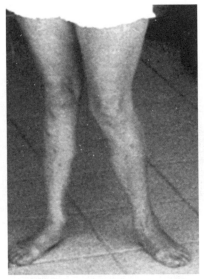

因為罹患多重硬化症（Multiple Sclerosis）的關係，蕾貝卡的雙腿六年來都是彎曲的（見左圖）。

下圖所示是進行過一次量子觸療後的驚人改善效果。蕾貝卡說她的腿好多了，而且療效還一直持續，現在她已經能走得比以前好。

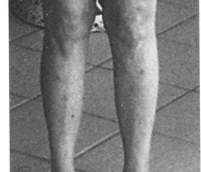

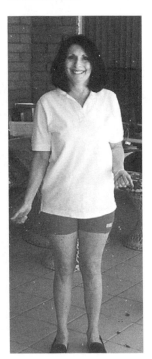

當我們進行過更多次的量子觸療後，就愈是發現我們更加無法摸清量子觸療的極限在哪裡。

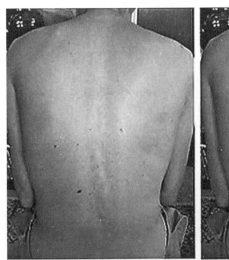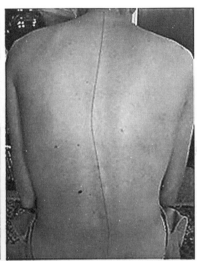

個案蓋瑞療癒前

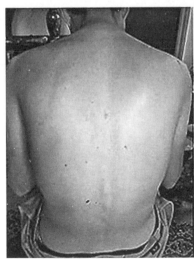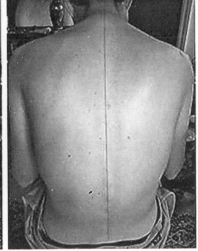

個案蓋瑞療癒後

　　理查‧奧斯汀（Richard Austin）是「奧斯汀生命與心靈中心」（Austin Center for Life and Spirit）的創辦人，也是經過認證的量子觸療師，他針對脊椎側彎的問題做了一項個案研究：

　　由這個案例可以明顯看出，生命力本身就足以轉變我們。我們的體內天生就內建著轉變的力量，可以達到驚人的自我療癒效果。當蓋瑞前來求助我們時，他有嚴重的脊椎側彎問題。

　　從177頁圖上就能清楚看出療癒前後蓋瑞脊椎的轉變，而當時我們只花了一個小時進行量子觸療，並且完全沒有對他的身體做任何物理性的治療。請記住，量子觸療的功效不是只有移動骨骼而已，而是全面地轉變構造。如果這類轉變眞的發生了，請想像在深層細胞與分子層次所發生的變化。量子觸療確實能產生各種令人驚嘆的神奇效果。我們在此放了一組療癒前後的對照相片，並在兩張照片上沿著蓋瑞的脊椎畫了條線，讓你能更清楚看出療癒前後脊椎的彎曲程度。

　　值得注意的是，這次的療癒成效僅在一個小時內就發生了，像這樣的快速轉變其實經常會遇到，但並非每次都會發生，這次的個案則是神奇的代表作之一。一般而言，可能要進行過好幾次的療程才會產生這種程度的效果。最棒的是，這種效果絕對有可能發生！就算得要經過多次療程，效果一樣相當驚人。

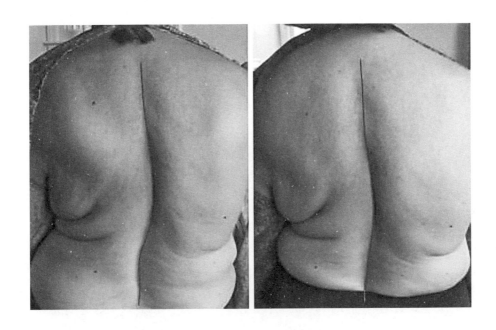

　　有時候，慢性疾病需要多次療程才能看出成效。上圖這名女士在十六歲時罹患了小兒麻痺症，連帶產生脊椎側彎的問題，療癒當時她已七十二歲了。她的進步持續了三個多月，雖然脊椎側彎的情形尚未完全矯正過來，但她對目前的進展已經很開心了。

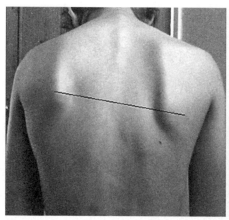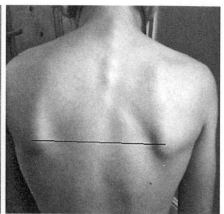

「這個週末，我與先生班一起療癒一名脊椎側彎的對象，效果十分明顯且良好。他的胸椎處明顯彎曲，我們兩個人一起運轉能量約半個多小時後，他的胸椎就變直了。有時看到療程的成果，我都不敢相信自己的眼睛！」

　　　　　　　　　　　　　　　　　　　──妮可拉，英國

「上課第一天，我就能移動骨骼，這實在太驚人了，我壓根不敢相信！做起來真是超級簡單，你得參加這門課。這是出門必備的能力！」

　　　　　　　　　　　　　　　　──蘇珊・亞當斯，加州聯合市

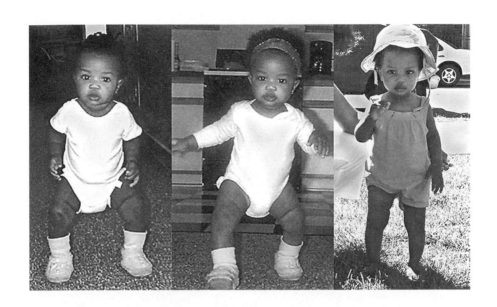

矯正○型腿的個案研究

有一天，我應邀在芝加哥的轉變書店演講「量子觸療」。演講前五分鐘，有位媽媽帶著女兒莎莉來找我，想試試量子觸療是否能療癒小女孩的○型腿。莎莉站著時，雙腳膝蓋分得很開，因此我讓她站在椅子上，花了約五分鐘的時間運轉能量到她的髖部。莎莉安靜地站著，非常信任我。五分鐘後，我請莎莉的媽媽帶她在書店四處走走，「讓一切整合起來。」

就在我演講時，這位媽媽說：「我希望大家看看這個。」她說以前莎莉的膝蓋嚴重彎曲，痛得難以走路，看她走路真叫人心疼。為了矯正○型腿，莎莉曾經定期接受過一些物理治療，但那些治療讓她痛

得受不了，而且沒有明顯的效果。

　　書店後面有一條懸掛在門上的金屬鏈，演講前，莎莉根本摸不到那條鏈子。媽媽告訴她，再過一年等她長高後就能摸到了。「就在剛才，莎莉就摸到鏈子了，她的兩腳膝蓋伸直，輕鬆地摸到了。」莎莉的媽媽和外婆都非常激動。莎莉的媽媽說完後，聽眾報以熱烈的掌聲及歡呼，有些人還感動地流下淚來。

　　我後來親自造訪莎莉時，她的膝蓋仍然保持著直立的正常姿勢。雖然我常見到量子觸療的奇特效果，但並不是每一次都能有照片為證。

　　　　　　　　　　　　　——泰利・奈格利，認證的量子觸療師

測量並改變枕骨脊的位置

　　根據我對此現象二十多年的經驗，人體本身就十分渴望著能重新調整骨架，尤其是頭顱骨。枕骨脊恐怕是最容易運用生命能量來移動位置的身體構造，但諷刺的是，枕骨脊卻是生理學家與醫師認為最不可能移動的構造。無論任何理由，我們身體與生俱來的本能確實希望我們的頭部位置是直立不歪斜的。

　　第一次見證到這點時，給我一個終生難忘的經驗，那是我從老師包柏·拉思慕松那裡所獲得的第一個療程。記得當時我正坐在桌沿，從一扇打開的窗戶往外看，包柏輕輕地將拇指放在我的枕骨脊底下，突然間，整個窗戶彷彿都朝旁邊傾斜了三十五度，一會兒之後，窗戶

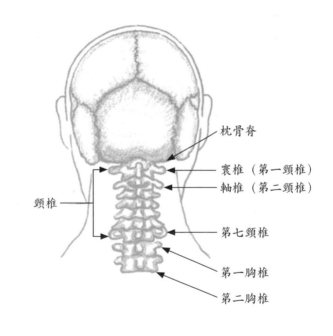

又回歸原位了。我認為當我的枕骨脊移動時，用來托住眼睛的眼窩也跟著移動了，這使得大腦暫時看到窗戶出現了明顯的歪斜。大約過了半秒鐘，我的大腦又能重新校準，讓東西呈現水平狀態。

過去二十年來，我大概看過這種顱骨移動
五十次。假如我發現某人的枕骨脊極度歪
斜，我會要求他在療程中持續睜開眼睛
三十秒，看看是否跟我有同樣的經驗，而
其中約有十分之一的對象會看到同樣的情
形。為了不想投射我的期望，我一直小心
地不去解釋請他們睜開眼睛的理由。直到
他們的骨骼移動到正確位置，我希望他們自身能有
如此的經驗。

顱縫（顳顱縫）

整脊師曾告訴過我，調整顱骨是矯正身體脊椎最好的起始方式。
無疑地，這個做法還有其他好處，因為身體似乎相當確定所要發生的
事。有些人告訴我，長期頭痛或鼻竇疼痛都因而舒緩或根除了。一般
而言，處理這些疾病需要更多療程。

1. 使用兩手拇指沿著頸部兩側往上滑動，並輕輕按壓，最後滑到
   顱骨的底部。這裡的組織不像頸部那般柔軟，因為你現在按壓
   的是骨骼。

2. 現在，將兩手的拇指放在與頭部中央等距離處，一邊一根拇
   指。通常兩邊都會有小小的隆起，剛好可放拇指。

3. 別讓你正在測量的對象撥開頭髮，因為挪開頭髮的舉動會讓頭
   部轉向，干擾到你測量枕骨脊是否平整。你要將拇指放在頭髮
   上，直接在頭髮上按壓。

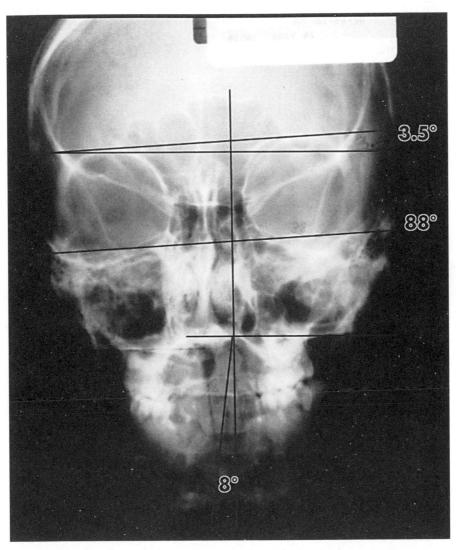

這是在量子觸療之前所拍攝的顱骨與頸椎的X光照片，特別注意軸椎朝左邊鼻孔處偏了8度。

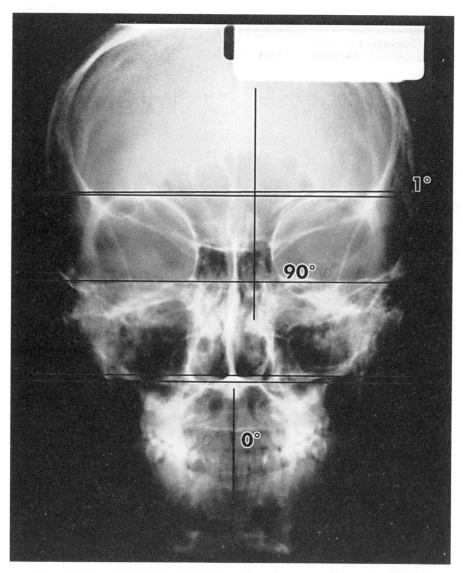

這是在量子觸療之後所拍攝的顱骨與頸椎的 X 光照片，請注意軸椎位置現在已經朝上垂直。

4.仔細觀察拇指擺放的位置，檢查
　兩根拇指是否對齊，調整你的身
　體，讓你的雙眼能夠平視枕骨
　脊。若想正確無誤地測量，
　你的雙眼必須與拇指平行。
　不可否認的，我有些學生似
　乎自然而然就會這麼做，
　但其他人總是做不好，需
　要一再地提醒。

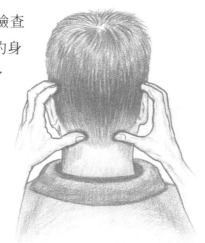

5.當運轉能量時，請要求對象採坐姿，因為療癒的威力相當大。
　我還曾看過有個女人暈過去好幾分鐘，有些人則會覺得昏眩。
　在你進行療程時，有極少數人如果是站著時，會提高暈倒的可
　能性。這些極端的反應都是身體自行尋找新平衡點的方式，有
　這些反應的人在療程後總會感到特別舒服。

6.對象採坐姿時，請用拇指輕輕觸療枕骨脊的底部，將雙手的指
　尖放在對象的頭部兩側。從你的指尖運轉出能量，並採用一種
　呼吸法。通常在你傳送能量後約五至二十秒之後，頭顱骨就會
　移動；拉長療程通常也會有幫助。

　　如果你已經做好第三章的能量練習，也對某些人演練過，那麼到
目前為止，你應該已見證過骨骼會移動的事實了。我的建議是，好好
體會這種經驗。

開始一個療程

開始進行量子觸療時，最好能使用下述的技術。倘若你能花一、兩分鐘在下述的每個部位上，對於釋放對象的能量阻礙會大有幫助，並可加速療癒過程。

- 平衡枕骨脊（見183頁）
- 調整頸部（見198頁）
- 從身體前面調整髖部（見172頁）
- 從身體後面調整髖部（見174頁）
- 調整腰肌到坐骨神經點的部位（見201-202頁）

順帶一提，整脊師說得沒錯，我們的身體的確渴望著骨骼能調整回正確位置。想必你已經發現，這並不只是個掛在嘴上的理論。當你運轉能量時，骨骼自然而然就會自我調整（見168頁）。

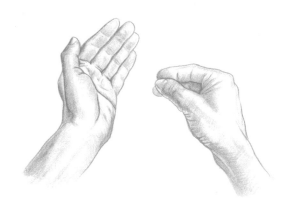

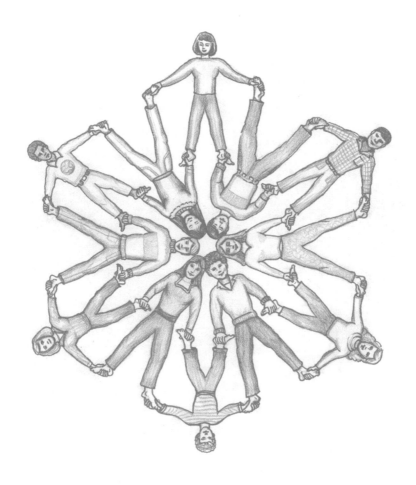

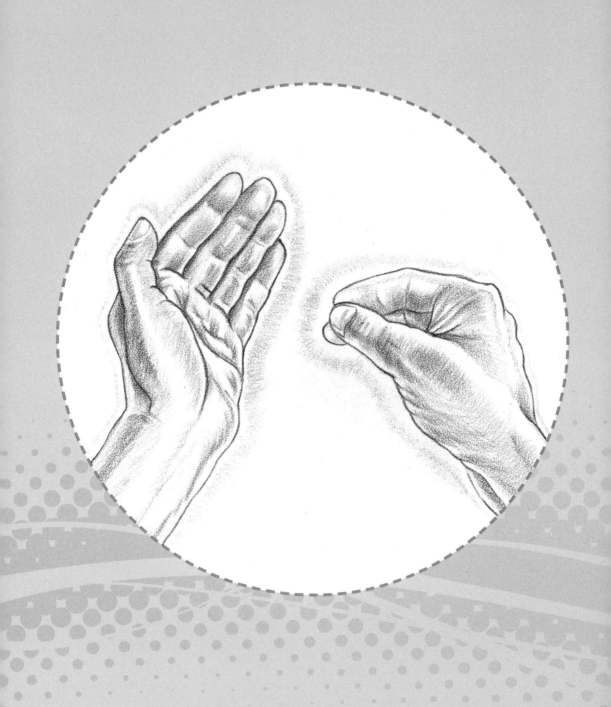

8
療癒頸部與背部問題

愛能結合呼吸與意念，
就像日光聚焦生火一樣。

　　我最常見到的問題是頸部與背部疼痛，這類問題相當普遍，因此本書另立一章討論。讀者要注意的是，這類疼痛處理只是量子觸療眾多顯著療效的應用之一。這些年來，每次看到新學生在他們的第一次療程裡就能協助舒緩對象頸部與下背部的疼痛、坐骨神經痛，真的很令人欣慰。

　　倘若你已經熟悉第三章的練習，能在全身掃描時感覺到能量的流動，並能連結能量與呼吸集中到雙手的感覺，就表示你已經做好準備，可以學習處理各種脊椎問題了。

處理脊椎的兩側

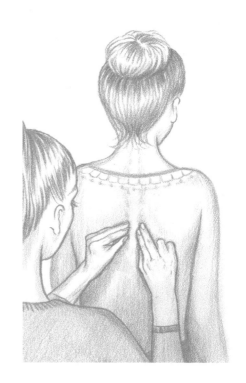

　　面對頸部或背部疼痛的對象時，第一件事是處理他的脊椎兩側，雙手或指尖最好擺在對象每節脊椎的外側兩端。在身體正面進行量子觸療，對這類問題並無效果，因為能量會同時作用在所有的器官與脊椎上。雙手放在愈靠近疼痛的部位，效果會更棒。雙手使用「三腳架」手勢放在每節脊椎兩側，可以建立強而有力的共振，讓脊椎自然地向後滑回適當位置。

代償反應

當你從側面觀察某人的脊椎時，會發現脊椎不是呈一條筆直的直線，而是從頸部頂端到尾椎尖端都會有點前後凹凸的曲線。這些彎曲處都安排得恰到好處，以便支撐及平衡脊椎。

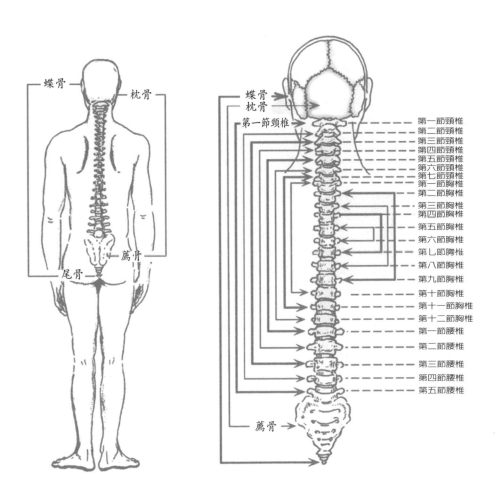

　　脊椎某處疼痛或受傷時，我們的身體因為代償作用往往會將壓力放在其他部位。把脊椎想成是一個完整的架構，而不是一節節的區段，那就很有道理。脊椎頂端與脊椎下半部之間有一種反射反應，在脊椎受傷或疼痛的大多數個案中，整個脊椎都會發生代償作用。

　　倘若求診者是因為下背部疼痛，通常頸部也必須一併處理；同樣的，如果對象是頸部疼痛，通常也要處理下背部。要提醒你的是，在脊椎重新自動調整好之前，你必須清楚地了解姿勢的改變是安全無虞的。頸部在安全回到適當位置之前，也要確定下背部也能活動到適當位置。如此一來，你會發現整個脊椎在運作時可以找到新的平衡。

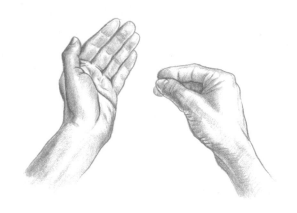

一般療癒頸、背部疼痛的注意要點

● 請對象正確指出疼痛部位，然後將你的雙手放在該處並且運轉能量。千萬別自己揣測疼痛部位。愈靠近精確的疼痛處，效果就會更爲迅速。

● 爲對象進行觸療時，雙手請採用「三腳架」手勢或使用手掌。在不覺得彆扭或勉強的情形下，「三腳架」手勢是相當好的選擇，不然也可以使用掌心、拇指或指尖。記住，只要運用意念，就可從身體任何一處運轉出能量。

● 雙手放在你覺得最自然舒服之處。建議你身體隨意移動，儘量找到舒服的位置。

● 千萬別施力，雙手要放鬆，讓能量自行運作。

● 處理頸部與背部疼痛時，要請對象採站姿或坐姿。療癒下背部最好採站姿，頸部疼痛則採坐姿最佳。若對象的組織曾經受過傷，療癒時或許採坐姿或臥姿會比較好。總之，務必讓對象感到舒適爲宜。

● 整個療程中，你要全程保持呼吸，並選用任一種觸療的技術。務必要連結呼吸與能量。

● 持續療癒位置愈久愈好。請注意第三章所描述的雙手感覺，整個療程可能只花幾分鐘，但也可能需要重複好幾次六十分鐘以上的療程。想要判斷情況，最簡單的方法就是運轉能量，並詢問對象的感覺。

●追蹤疼痛或感覺。療程中需要不時地與對象溝通對話，並請他們告訴你，疼痛的感覺是否有所轉變或移動。依據對象的描述來改變你的雙手位置。

●有時，能量進入對象體內時會有短暫的疼痛感，這表示療效已經開始產生了，但這種痛覺通常非常短暫。對象若覺得疼痛，不要忘了要鼓勵他在疼痛時深深呼吸到疼痛處。

● 請對象在觸療過程中深呼吸，可以加強效果。

●如果療程可能會花較長的時間，而且對象的某個部位又痛得厲害，可以請他俯臥在按摩床上，將你的雙手放在他的脊椎上；或請對象仰躺，並將你的雙手放在脊椎下面（如下圖）。

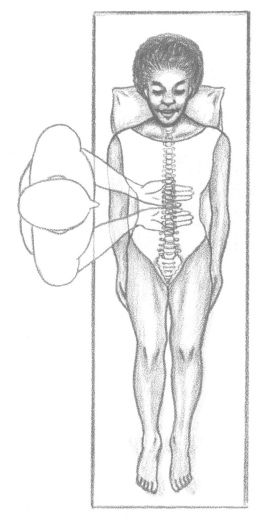
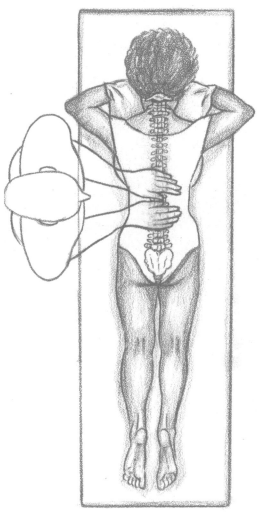

觸療頸部疼痛

● 將雙手拇指放在對象的枕骨脊，其他手指放在沿頭部兩側頭顱骨顱
　縫上，運轉能量到枕骨脊一至兩分鐘（見184頁）。

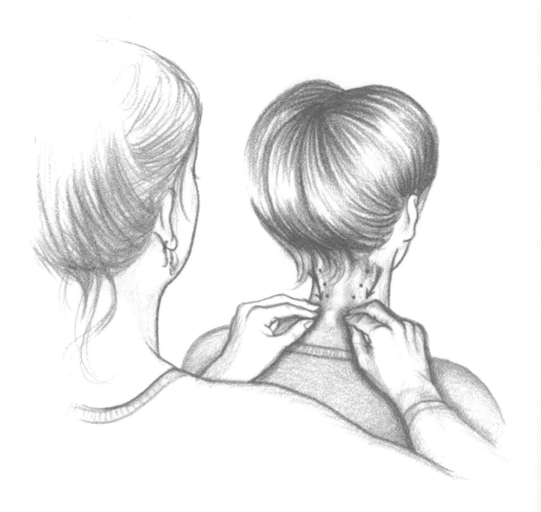

● 觸療頸部時，雙手務必要放在頸椎兩側，尤其要特別專注在疼痛部位。

● 你或許要特別留意寰椎、軸椎與第七節頸椎（見183頁）。

● 務必要運轉能量到對象下背部的緊繃處或疼痛處，這個部位如果不舒服，可能也會導致頸部疼痛。

● 按照上一章指示，調整對象的髖部前面與背面。

● 維持溝通對話的進行，並追蹤對象的疼痛或感覺。

觸療下背部疼痛

● 按照前面所述方法，調整髖部的前面與背面。

● 運轉能量到疼痛部位。

● 運轉能量到頸部，尤其是緊繃處或疼痛處，參照上述的頸部療癒步驟。

● 維持溝通對話的進行，並追蹤對象的疼痛或感覺。

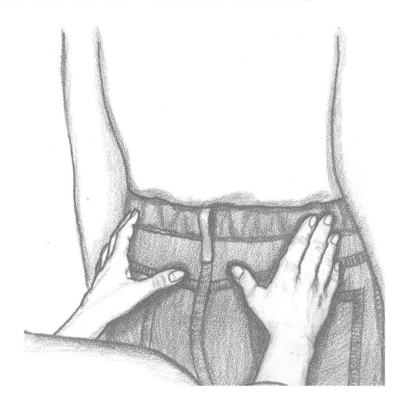

療癒坐骨神經痛

請依照觸療下背痛的指導原則，並加入下述原則來進行：

● 請使用雙手拇指進行觸療，並特別專注下圖所特別指出的臀部
部位。觸療兩側臀部，要格外留意疼痛部位。

● 將能量往下運轉至大腿、小腿及腳疼痛處，並全程追蹤疼痛或
對象有任何感覺的地方。

● 療程期間或療程之後，對
象若感覺到身體其他部位
有疼痛感，這些部位也要
一併處理。

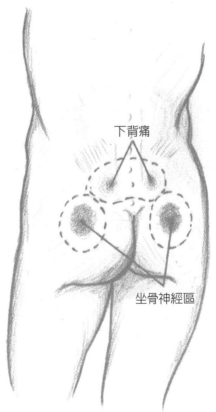

下背痛

坐骨神經區

舒緩腰肌性坐骨神經痛

　　此方法對於舒緩腰肌（psoas muscle）十分有效，有助於緩解坐骨神經痛。一隻手放在對象的腰肌上，另一隻手放在坐骨神經區（參見201頁圖示）。

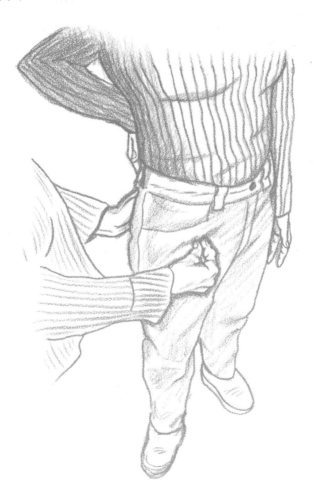

療癒中背部疼痛

療癒中背部有問題的對象時，通常也要在頸部與下背部做些舒緩療癒，請參照下述步驟：

- 運轉能量到枕骨脊與頸部。
- 運轉能量到下背部並平衡髖部。
- 處理仍在疼痛的部位。

這些簡單的指導原則，對於大多數因為脊椎歪斜或受傷而導致的背部疼痛都很有幫助。然而，若是因為腎臟疾病而引發背部疼痛，則不是此項技術所針對的。

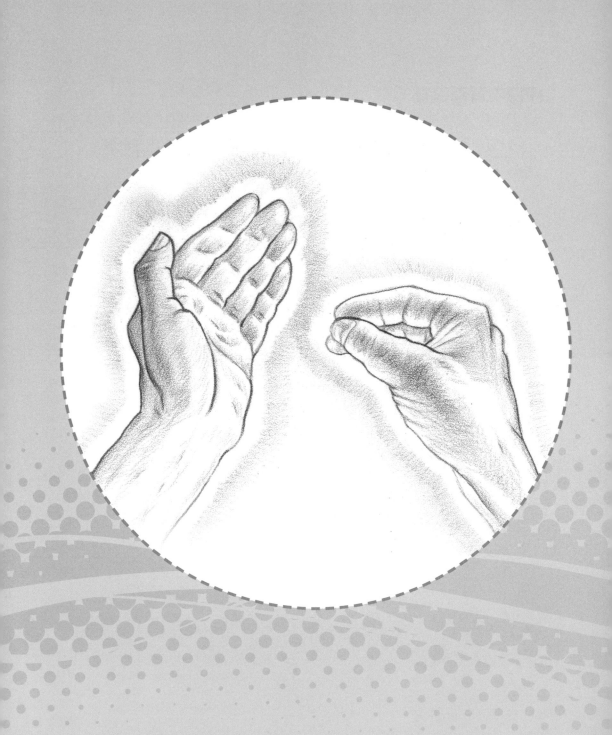

9
以滿滿的愛和專注力
療癒全身

在正視你天賦中的真正本質時，

停下來睜開雙眼，全神貫注的讚嘆。

療癒的雙手

你是否曾經想過，為何每個人受傷時幾乎都會馬上自然而然地深呼吸，並把雙手放在受傷部位呢？這些動作似乎是舉世皆然，且內建在我們神經線路的硬體中。或許我們的本能告訴我們，身體疼痛時，這些舉動可以幫助自己與他人。

有趣的是，從我從事量子觸療二十多年來，現在只要發現周遭有人處於極度的疼痛中，我就會自動地立即反應：我開始運轉能量，並覺得能量滿溢在體內與雙手。這或許是同情心所致或只是反射作用，但更可能的原因是，當我們看到他人需要幫助時，自然而然就會產生的一種人類反應。

在說明觸療時雙手可以採用的各種姿勢前，我覺得你應該要先對為何要如此擺放有些了解。這些年來我發現，有些學生光是想到要弄清楚雙手該如何擺置才能產生療效，心情就會變得沮喪，甚至在操作時顯得不知所措。這是可以理解的，因為坊間大多數的相關授課內容都使用只有專業人士才聽得懂的艱澀專門用語，但通常來說，實作療法並非如此難以親近，而量子觸療更是如此。

如果你弄不清楚雙手要如何擺放，最容易也最能處理某些疾病的方法就如第三章所述：雙手以「三明治」方式包夾對象的疼痛部位或需要療癒之處。活用此手勢來包夾患部進行觸療，就能解決大多數的疾病。

基本手勢「三明治包夾法」（包住美乃滋）

所謂的「三明治包夾法」是指一隻手放在診療部位的一側，另一隻手則放在相對的另一側。

你必須牢記的是：倘若你的雙手擺放在不是最理想的位置，那麼絕大多數的對象會發現，當你進行觸療時，他們的感覺或疼痛會移到身體的另一個部位。如果你在療程中不斷地和對象溝通對話，他們便會告訴你該把雙手放在哪些部位；而這也證明了，信任療癒過程會是非常有用的。

你可將一隻手放在對象的頭頂上，另一隻手放在他的膝蓋，最後也會得到不錯的效果，因為對象的身體會自動導引生命力到達最需要之處。然而，如果你能儘量將雙手擺放在對象疼痛或不舒服之處，效果會更好！

這些是「三明治包夾法」的基本概念，接下來我要教大家一些比較不直接明顯的應用手勢。

● 雙手環繞身體需要療癒的
部位，愈接近問題部位
愈好，可以放在患部兩
側或直接在患部上觸療。如果
情況許可的話，雙手最好是儘量貼
近患部。當然，也別忽略了常識，
例如患部有傷口，觸療時雙手就不能直
接放在傷口處或接觸燒燙傷的部位。圍繞著
問題部位也意味著將雙手放在你決定要專注能
量處的上、下方或兩側。

● 運轉能量到非常小的部位時，請使用指尖或「三腳架」手勢。
這類個案的療程，能量集中的效果非常好，同時也有助於讓雙
手更接近需要療癒的部位。

● 追蹤疼痛。療程中，要持續與對象溝通對話，並隨著他們身體
的感覺或疼痛進行療程。

● 為他人進行量子觸療時，你自己的身體感覺要舒適良好。

● 整個療程都要保持呼吸持續進行。

直接運轉能量貼近患部表面

有時，「三明治包夾法」的效果可能比不上直接運轉能量到患部
組織那麼有效。直接處理組織會比較有效，例如遭到蜂螫、誤觸毒櫟

樹,以及燒燙傷之類的局部問題。這種直接觸療患部的方式,也可用來療癒眼睛、鼻竇、牙齦、腎臟與腎上腺等問題,但先決條件是想療癒的組織離皮膚表層不遠。

雙手如果能夠直接放在對象的患部上,療效會很神奇,因為能量移動的範圍不會超過幾公分遠。如果能量必須遊走到好幾公分以外,那時採用「三明治包夾法」就會是比較適合的方式。

由於你實際操作時,我並不在你的身邊,因此我必須在此再三叮嚀你:全程持續呼吸!

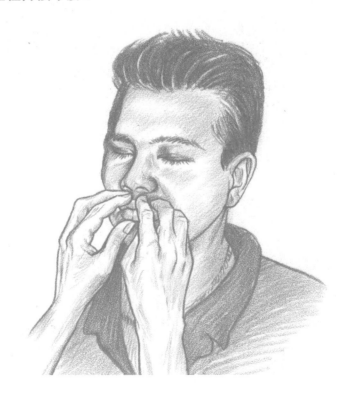

特定症狀的療癒

頭痛

　　頭痛恐怕會是你未來最常碰到的問題了。在大多數的狀況下，連偏頭痛都能有效處理。我建議你最好讓對象採坐姿或臥姿，當然，首要之務是你本身的姿勢必須覺得舒適。

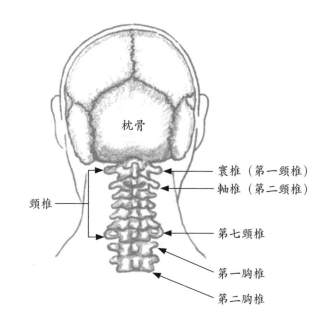

枕骨

寰椎（第一頸椎）
軸椎（第二頸椎）

頸椎

第七頸椎

第一胸椎

第二胸椎

- 雙手以「三明治包夾法」來觸療對象頭部的疼痛部位。
- 平衡枕骨脊（見183頁）。
- 運轉能量到對象的顱縫（見258頁）。
- 你或許也必須運轉能量到對象的寰椎與軸椎。

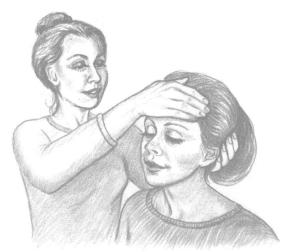

眼疾

　　只要將掌心放在對象的眼睛上，並運轉能量到他的眼睛。千萬別往下按壓眼睛，就讓能量自行運作。要有耐心，因為這可能需要重複好幾次療程才看得到良好的效果。我曾見過許多對象的視力獲得改善，至少短期內都有好轉。

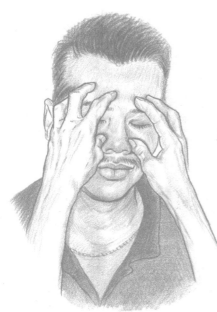

鼻竇問題

　　直接運轉能量到對象的鼻竇部位，鼻竇問題往往很快就會有正面反應。觸療時，請使用雙手指尖或雙手掌心。

顳顎關節（TMJ）

雙手採用「三腳架」手勢，指尖放在關節處。你很容易就能察覺到指尖是否放在正確的位置上，因為嘴巴開闔時，顳顎關節都會跟著移動。我所療癒過的多數個案，能量都能舒緩關節處的疼痛或緊繃感。

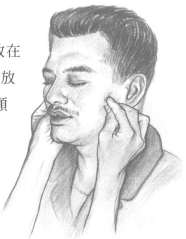

喉嚨

雙手輕輕地放在對象的喉部或喉嚨周圍。別擔心會做錯。

腕隧道症候群與重複性動作傷害

腕隧道症候群可能是由手腕、手肘、肩膀、頸部，或者甚至是下背部、膝蓋、腳部疾病所引起。對大多數的對象來說，你可以觸療手腕、手肘、肩膀與頸部以加速痊癒速度。

療癒這類症狀，一定要做到以下三點：

● 直接運轉能量到手腕關節，對象的手要擺出如下圖的最舒服手勢。

● 運轉能量到第七節頸椎與第一節胸椎的部位（見210頁）。

● 如果對象有下背部疼痛的問題，也要運轉能量到下背部。

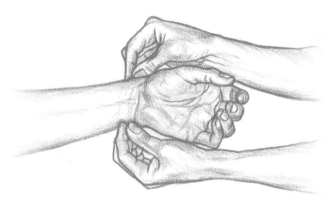

肩部問題

● 直接運轉能量到疼痛處。務必要請對象確認你採用「三明治包夾法」的雙手有放在正確的位置上。

● 此外，試著從對象的腋下運轉能量到肩膀（如下圖所示）。

● 如果這些部位的觸療都沒能奏效，可以試著觸療對象的顱縫、枕骨脊、頸部、下背部及髖部，然後再回到肩膀部位。

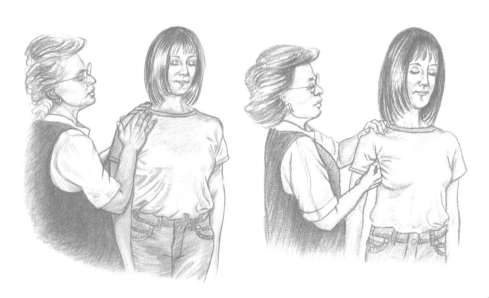

器官不適

　　「三明治包夾法」可以觸療身體的多數器官。只要將你的雙手放在對象的身體兩側，讓能量在雙手間流動。療癒期間要與對象溝通交談，以便了解對象的感覺，這份訊息會引領你到原先可能會忽略的部位。只要將能量運轉到心臟，就能改善血壓、心律不整與心悸問題。

　　運轉能量到腎臟與腎上腺時，以直接運轉到這些器官的效果最好。此方法也適合其他接近身體表面的器官或身體部位，例如眼睛、喉嚨或膀胱。

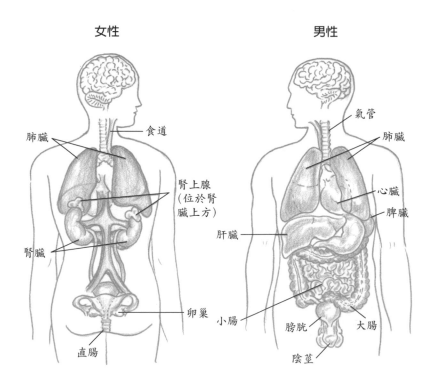

女性　　　　　　　　　　　男性

食道　肺臟　腎上腺（位於腎臟上方）　腎臟　卵巢　直腸

氣管　肺臟　心臟　脾臟　肝臟　小腸　膀胱　大腸　陰莖

免疫系統

你可以使用能量來協助對象重建或療癒免疫系統的功能或問題：

● 運轉能量到內分泌腺，包括松果體、腦下垂體、甲狀腺、胸腺、腎上腺、卵巢與睪丸。

● 運轉能量到淋巴系統，淋巴主要位於頸部、腋下、胸部、乳房、胃與大腿內側。

● 運轉能量到主要的器官：心、肺、肝與腎。

● 運轉能量到對象的疼痛處。

有了這些簡單的指導原則，你就能幫家人、朋友與那些有幸在你身旁的人，達成不可思議的療癒。

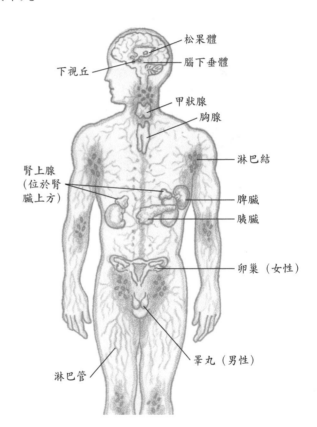

松果體
腦下垂體
下視丘
甲狀腺
胸腺
腎上腺（位於腎臟上方）
淋巴結
脾臟
胰臟
卵巢（女性）
睪丸（男性）
淋巴管

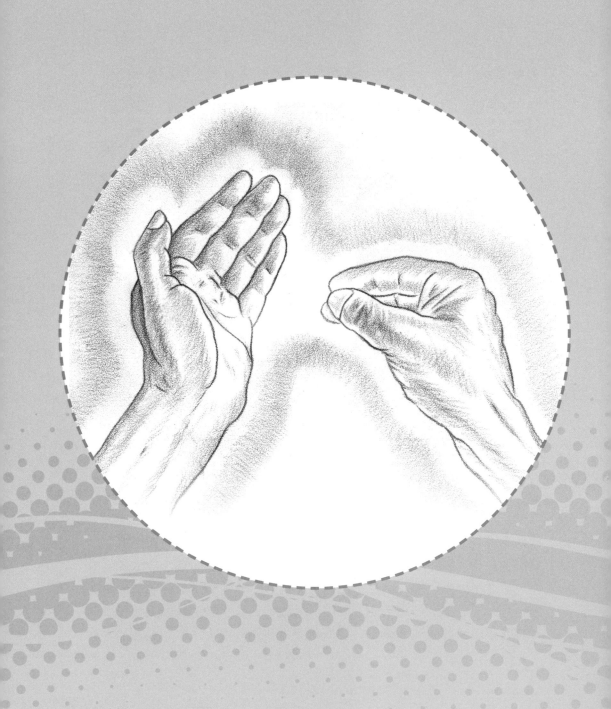

10
以量子觸療自我療癒

療癒的中心，在於心中。

運轉能量給自己

能夠以量子觸療來自我療癒，當然很棒！然而，我還是得說，運轉能量給自己時，效果通常不如接受他人的觸療那麼好。我們早已經習慣自己能量的振動，因此回傳能量到自己的身上時，效果鮮少能像接受他人的能量那麼明顯、驚人。我有個朋友就說：「以能量自我療癒的性質有點類似性愛，你可以自己來，但就是不一樣。」

接收他人的愛是無法預測或控制的，而從能量與情感上來看，的確如此。我相信愛有許多種，可說味道各有不同。每個人都有自己獨特的愛的組合，也因此每個人表達愛的方式各有千秋，有些人可能用呵護、慈悲、勇氣、承諾、信賴、同理心、誠實、易感、親密及提供安全感等來表達愛意。愛有如此多種不同且微妙的味道，它已不只是四個英文字母 love 的組合，或許你的自我療癒需要一種你未曾習慣過的愛。

對於某些症狀，我可以運轉能量給自己來自我療癒，但對某些疾病卻毫無起色。例如，我曾經成功地療癒自己的視力與傷害，但卻無法自我調整骨骼姿勢。要注意的是，每個人都是獨特的個體，因此我的優缺點可能會跟你的不同。

幾年前，當我發現自己仰望星空時，月亮變得愈來愈模糊，那時我還納悶為何天文學家對這個現象都沒說些什麼；而我看書時，也必須把書拿得愈來愈遠。當我開始運轉能量到眼睛時（每天兩次，每次

五到十分鐘），前兩個星期都有灼熱感。如此每天不間斷地進行療程約一個月後，某個滿月的晚上當我出門時，我眼中的月亮已能完全對焦，再也沒有模糊不清的邊緣。不過，我確實是花了更長的療癒時間，才能以正常的距離舒服地看書。

也許是人類天生的惰性使然，後來我就懶得療癒自己的眼睛了。當我每天固定做兩次觸療一段時間後，看書時，書本離雙眼的距離約二十五至二十八公分；停止練習約兩個月後，我就發現看書時要拿到三十至三十五公分的遠處了。不過，在我又開始觸療眼睛的幾天後，視力又恢復了。

幾年前，我去牙科做了口腔手術。離開診所時，左臉頰腫得很厲害。我坐在診所後面看著小河，並開始從臉頰處運轉能量到口腔內的傷口。我花了約一個小時的療程，發炎症狀就減輕了九成。接著我和約好的稅務員碰面（這就是我所謂美好的一天），他簡直不敢相信我才剛做過根管治療，當時我完全不會疼痛，發炎症狀也幾乎消失了。唯一的例外發生在我回到家剛下車時，當時我突然感到傷口一陣抽痛，但疼痛來得急也去得快，只持續了約一秒鐘，當我把手放到臉頰上時，疼痛感就一溜煙不見了；為了避免再發作，當天我至少會用一隻手摸著臉頰。牙醫師對我那顆蛀牙前後共做了三次治療，由於只會偶爾有點痛，所以我完全沒吃止痛藥；而且傳送能量後，連這小小的不適感也立即消失了。

此外，我還記得有一回，幾個朋友幫我搬家。我剛抬起一個箱子

站起身時，頭頂就砰地一聲撞到木柱，我滿眼金星地痛得跪倒在地板上。我當下的本能反應是要輕揉頭頂，但後來我強迫自己用指尖輕觸撞到的部位，並開始運轉能量。大約兩分鐘後，原先的劇痛就緩解了，於是我又繼續做事。過了二十分鐘，我心想我的頭頂該不會已像卡通影片一樣誇張地腫出了一個大包？我小心翼翼地觸摸頭頂，不僅沒有腫大，也完全不會痛。我愈壓愈用力，但完全感覺不到自己的頭部才剛大力碰撞過。

　　然而，並不是只有我才能做得到。我有個學生切菜時手滑了一下，在手指頭上切出了個深可見骨的大傷口。她用另一手抓住受傷的手指頭，立刻開始運轉能量。幾分鐘後，傷口既不疼也不流血了。即使停止觸療之後，傷口不僅不會發疼，也無須縫合或做任何額外的治療。

　　以量子觸療來自我療癒時，似乎新傷比舊傷更容易產生效果，我想原因可能是身體的振動還無法與老問題產生共鳴。

　　就在我思索著要寫下哪些自我療癒的例子時，突然收到一位友人的來信，她寫道：「順便一提，我最近真的運用了量子觸療喔。我上舞蹈課時不慎滑了一跤，膝蓋紅腫，面積比一個荷包蛋還大。下課後，我自己運轉能量到紅腫處，幾小時後，傷處已經幾乎消腫，只剩下微微的發紅而已。哇，量子觸療真的有用耶！」

自我療癒療程的六大指導原則

- 定期並經常性地練習運轉能量給自己。自我療癒可能需要多次療程才能達到想要的效果，因此當你練習全身掃描並運轉能量時，不妨試著運轉能量給自己。你可以一邊看電視一邊做練習，甚至看書時也可以試試，但除非你找到特別的方法能幫你拿書，不然你只能試著以單手進行療程。

- 你自己能輕鬆摸到的身體部位，可以使用「三明治包夾法」；至於無法使用「三明治包夾法」的地方，雙手可以直接放在該處。比如說，心臟部位很難用三明治包夾法，便可以雙手交疊放在心臟部位。

- 如果你想自我療癒的是中背部等摸不到的地方，可以採用第十三章提到的遠距療癒技術。

- 為了讓量子觸療儘量發揮威力，請加強呼吸技術，大力呼吸。如果躺下來，便可持續更長時間的「火呼吸」而不會感到頭暈。如此一來，你可以更深刻地加強振動，也能產生更好的效果。（注意：心臟病對象可能有安全之虞，請找醫師諮詢後再練習。）

- 自我療癒時很適合嘗試不同的技術組合，換句話說，你可以選擇一個以上的技術來練習，例如你可以做發音（見138-139頁）與強化共振技術（見251頁）。

- 要有耐心。許多人會開心地花四十分鐘或六十分鐘來幫朋友療癒，但卻難以撥出五分鐘或十分鐘的時間來療癒自己。

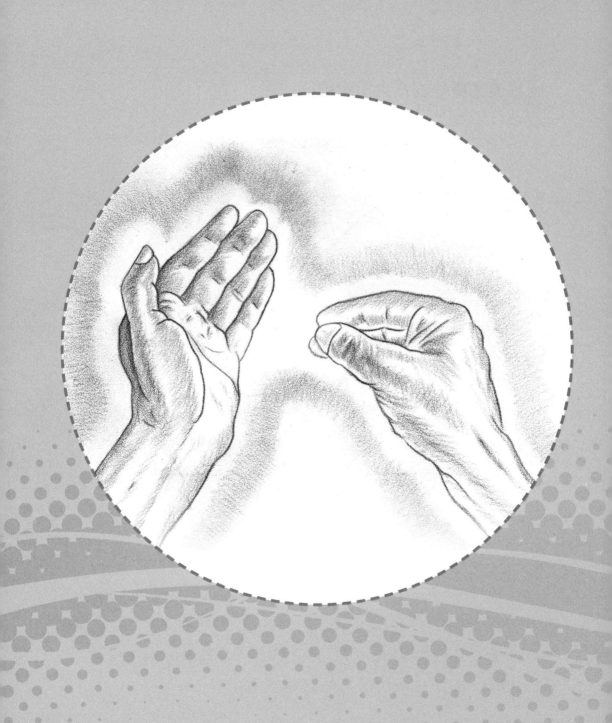

11
另一項突破：
量子觸療與健身

四分鐘跑完一英里，一度被視為不可能的任務。

人類潛能的極限仍是個未知數。

量子觸療對運動健身的益處

運動員都有共同的目標：變得更強壯、更快速敏捷，以及擁有更好的體能，並且在受訓、比賽或受傷後，能在更短時間內恢復體能。我現在要告訴大家的是，量子觸療對於運動員有莫大的好處，可以改善訓練成果並提升表現。

運動傷害

量子觸療應用在運動上，最明顯的好處就是加速傷後復原。一九九八年，我為加州大學聖塔克魯茲分校與加州阿普托斯（Aptos）卡博里歐大學的運動員進行量子觸療，療程總計九十七次，每次療癒時都有做書面紀錄。運動員評估並記錄下自己在每次療程前後的疼痛程度與觀察，結果顯示，每次平均十分鐘的療程，可以降低百分之五十的疼痛感。療癒籃球隊員手指軋傷的一些療程花不到兩分鐘，但扭傷腳踝往往要花上一個多小時。那時的男籃教練是杜恩·嘉納（Duane Garner），他寫了封信給我，信中說道：「在我豐富的經驗裡，從未見過有任何療癒能比量子觸療有更好的效果。」

當我們運轉能量到患部時，一些輕微的運動傷害很快就能復原。雖然許多運動傷害很快就可治癒，但仍有一些運動傷害需要花較長的時間與多次療程才能痊癒。雖然沒有硬性規定，但我仍建議你只有在需要時才進行療程，同時我也要再次提醒你，你不會運轉出過多的能量給對象。

有好幾次，我必須拜託運動員把冰塊放在扭傷部位，以降低發炎狀況。此外也有好幾回，我發現在觸療六十至八十分鐘後，扭傷處發炎腫大的情形幾乎都消失了。療癒前，通常我都會先問腳踝扭傷的運動員哪個地方最痛，接著就運轉能量到那個部位；經過五至十分鐘後，運動員告訴我雖然那個部位不疼了，但疼痛感卻移到了另一個部位。一旦主要的疼痛處消失，衍生性疼痛與再衍生的疼痛就會相繼出現，而療癒運動傷害時，追蹤疼痛是必要措施。

在此要提醒你的是：以量子觸療來療癒運動傷害時，務必要謹慎。比如說，嚴重扭傷的對象在感覺好多了的時候，扭傷的關節有可能還無法完全支撐體重。因此，務必提醒對象要小心，耐心等待傷處完全恢復，以確保不會發生二度傷害。一般而言，連續進行數次量子觸療後，運動傷害的痊癒速度會比一般的復原情形迅速兩或三倍。療癒結果將會大大不同。

訓練的突破

當我居住在夏威夷時，曾經和有二十年經驗的私人健身教練丹提‧賽諾波利（Dante Cernobori）一起合作。當時他指導我學習健身地板運動，做了兩次訓練後，他說我的彈性、體能、強度與耐力都不甚理想，於是我跟他提到也許可以結合量子觸療與健身訓練的想法，而結果真的令人刮目相看。

比如說，丹提要我做一套非常緩慢的深蹲動作，直到肌肉有燒灼

感為止，接著他就運轉能量到我的大腿上。才經過幾秒鐘，我就感到有一股非常舒服的暖流緩緩流經痠痛的大腿肌肉；過了幾分鐘，痠痛的大腿已經舒緩許多，可以再練習另一次深蹲了。當時，我也比較了大腿有否接受量子觸療的體能情形，我發現那真是天壤之別！

當丹提運轉能量到我的腿上後，我再次練習相同的深蹲動作時，比起第一次練習可以多做百分之三十。同樣的，如此一再運轉能量之下，第三次練習就比第二次練習更為持久及有力。等他又運轉能量到我的大腿後，我馬上就覺得還可再繼續做第四次緩慢的深蹲了。又有一回，當我反覆練習第三套健身動作時，做了比第一次練習還多一倍的伏地挺身，而當我第五次練習時，仍和第一次練習做的伏地挺身次數一樣多。丹提說他從事健身教練這麼久，從未見過這種事。

因為量子觸療，讓健身活動變得更為有趣。在一般正常情況下，當我做了三、四套激烈的練習後，當晚、第二天或甚至第三天一定會全身痠痛，讓我不想再去健身。然而，如果能在練習期間或結束後接收能量，延遲性肌肉痠痛（delayed onset muscle soreness, DOMS）就可大幅降低。事實上，我在健身後常常只有一點點或甚至完全感覺不到延遲性肌肉痠痛。順帶一提，我確實經常覺得次要肌肉群有點痠痛，而那正是丹提沒有運轉能量之處。

丹提和我兩個人都不明白個中原因，我們的推測是能量可能會影響肌肉中的乳酸，若不是能量可以讓身體迅速消除積聚的乳酸，就是可以轉化乳酸，就像量子觸療可以降低葡萄酒的酸度一樣（見271頁）。總之，我們就是不知其所以然。

以下內容為丹提所寫：

理查已經能開始做到我在專業上定位為「身體覺知的跨時代躍進」(quantum leaps in body awareness)。我從事一對一私人教練已有兩萬多個小時，從來沒有見過這樣的事。剛開始時，理查連做完一組伏地挺身都有困難，但接收到量子觸療的影響後，他逐漸能輕鬆地做完四組伏地挺身，而且每組所做的次數還是原來的一倍。還不只這樣！當理查做到第四組伏地挺身的最後一個回合時，動作比剛開始的第一組伏地挺身還要標準，身心整合度更好，身體的覺知也更強了。

我真正領悟到量子觸療的作用是在密集訓練的隔天，理查來電告訴我，說他的身體一點都不痠痛。第三天他又打電話來，說他當天就可以來健身了。雖然我的臉上滿是笑意，但是身體卻有些顫抖。你知道的，我壓根沒料到理查第二天還能起床。以我往常的教學經驗，他的身體及心理應該是很不情願再度來上課的！

因此，我開始將量子觸療應用到其他學生的課程中，有時他們的效果甚至比理查來得明顯深刻。

此外，我還發現到一點：量子觸療適用於我所有的學生。顯然，我們的確發現了「驚人的事實」——量子觸療將會全面改變所有保健和健身領域的傳統教授與方式。

現在，我們終於能開發之前只有超級運動員才能體會的潛能。有了量子觸療，每個人都有機會將潛能發揮到極致；而誰又知道，這些層次將會飆到多高呢？

● 舉重選手可以做更多回合的練習，而且練習後只會感覺到一點點痠痛，這是因為肌肉纖維會在訓練期間主動修復。

● 學瑜伽的人可以讓身體伸展得更直、幅度更大、進入更深層的姿勢，並獲得較高層次的覺知。

● 王牌投手可以一人撐完九局，而且投出的最後一球還是和投出第一球時同樣迅速、穩健。

● 體操選手在體操墊上僅花數秒就能治好輕微的運動傷害，馬上就能繼續練習。

總之，人人都能運用量子觸療，無論是學習新運動或是訓練體能，都可運用這個技術，讓效果更快顯現。

丹提‧賽諾波利，私人健身教練

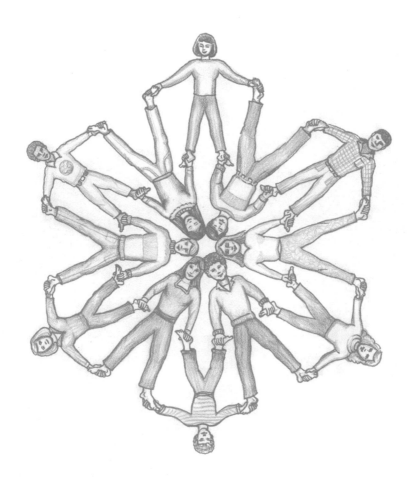

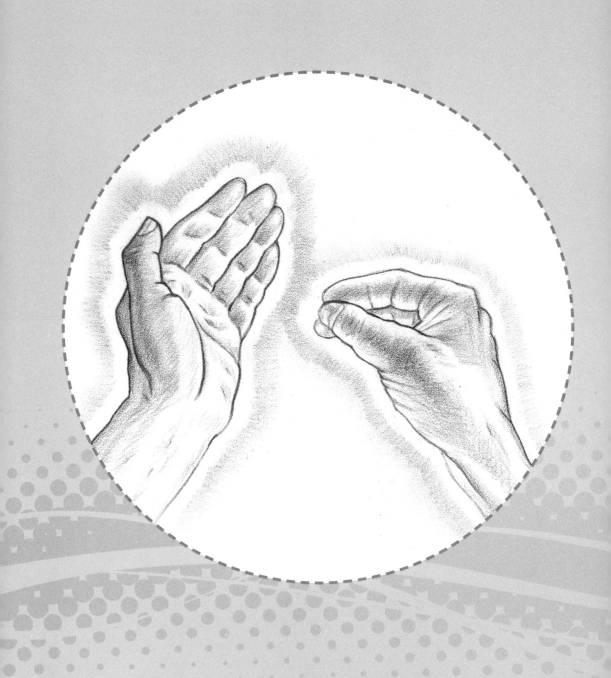

12
以量子觸療療癒動物

猴子是我最喜愛的人。

——無名氏

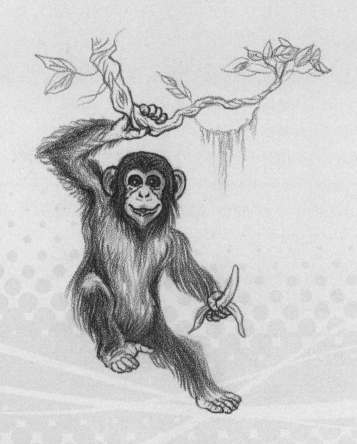

享受療癒的動物

以量子觸療來療癒動物，有時是件開心的事，因為動物的愛如此熱烈且直接，牠們會毫不吝嗇地表達情感。我們豢養的寵物與其他動物不會以我們的年齡、體重、種族或生活方式來評斷我們，此外，牠們也不喜歡生硬的西式醫學——牠們就只是回應愛罷了。

量子觸療對於療癒各種動物都有不錯的效果，例如狗、貓、馬、鼠、烏龜，甚至兔子，種類不同似乎沒有差別。每個人應該都很愛聽動物的故事，所以我就來分享一些吧！

去年我前往緬因州授課，那時我寄住在比莉家。正如她對外所說的，她養了十隻貓，全部都是長毛緬因貓。我跟比莉閒聊時，才知道比莉最愛的那隻貓朱利斯（本書第六章有個技術就是以朱利斯命名）已經病了好幾個月，比莉帶牠看過好幾個獸醫，那些獸醫不是幫不上忙，就是找不出病因。我到了比莉家，看到四處都是貓咪，而沙發扶手上卻蜷縮著一隻病懨懨、邋遢的貓，一動也不動地就像是昏迷了。我馬上就知道，我找到朱利斯了。

我放下袋子，直接走到朱利斯旁邊並自我介紹（用貓的語言，也就是讓牠聞聞我的手）。朱利斯了無生氣、虛弱無力，身上的毛黏濕，似乎連抬起頭都沒有力氣。因此，我開始運轉能量到牠的腹部，經過一、兩分鐘後，我發現自己所處理的情況正是第三章所提到的「阻礙模式」。我運轉能量約五分鐘後，振動才開始增強，就在那

時，我請比莉與海瑟一起來幫忙。她們兩人都是頗有造詣的量子觸療療癒師，一般而言，團體療程會比較輕鬆，效果也比較快。

我們三個人同時運轉能量約十分鐘後，朱利斯就站起來伸展身子，接著往下一躍跳到地板上。當時我還不覺得這個療程有何特別。幾分鐘後，我發現了一個附有一根棒子及一條線的貓咪玩具，線的尾端還有一顆球。我拖著這顆球在地板上時，一堆貓咪圍繞著我，客氣地伺機搶奪那顆球。

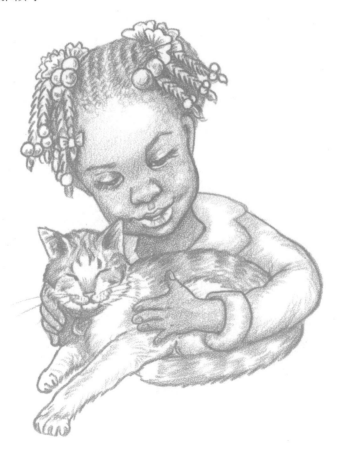

當朱利斯看到這個遊戲時，做了一件讓比莉大開眼界的事。牠往前跳躍了幾步，動作媲美飛躍的羚羊，連續往前飛越了三、四次，看起來似乎有意加入「群貓搶球大戰」。等朱利斯欺身來到了玩具處，牠不斷跳越過貓群去抓球，完全掌控了全局。幾分鐘後，比莉打開前門，朱利斯一馬當先地飛奔而出。

自從那單一次觸療後，朱利斯的健康情形一直都很不錯。約七個月後，我再度回到緬因州幫學生上課，剛好有機會可以花些時間跟牠相處。牠似乎還記得我，對我充滿了情感。我決定再幫牠傳送能量，看看這回會發生什麼事。朱利斯愛極了我的觸療，變得愈來愈興奮，抓著我的手開始舔了起來，後來又像鬧著玩似地假裝咬我、抓我，弄得我有點疼了。幾秒鐘後，朱利斯抬起頭來看著我，發現我似乎並不是很享受，馬上就不再咬我，起身走開了。

一小時後，比莉告訴我，朱利斯又做了一件從來沒有做過的事情：牠抓了一隻小鳥。這兩次療程，似乎引出了這隻小貓咪的「內在老虎」。我以前曾聽過類似的故事，說貓咪接受完很棒的量子觸療後，會激起牠的狩獵本能及渴望。

我的友人養了一隻紐芬蘭狗，因為薦骼關節出了問題而無法行走，友人只好叫救護車送牠去看獸醫。獸醫說這類病症，多數的下場都是安樂死。我看到那隻狗時，牠剛從醫院回到家裡，無法動彈。我連續兩天幫牠做了兩次療程後，牠又能走動了，薦骼關節看來也沒有大礙。

你也許還記得我在第一章中提到，曾經運轉能量給一隻恐懼的小兔子，那隻兔子的反應是翻過身來背躺著，四肢舒服地往外伸展。

我的朋友亨利以量子觸療來療癒他養的烏龜時，也發生類似的結果。那是一隻長二十公分的非洲側頸龜，天性喜好陰涼處。在大自然裡，非洲側頸龜總是棲息在水邊靠近懸垂的蕨類植物處，或是鑽入狹窄的空間來躲避掠食者。這種龜不喜歡暴露在外，也不可能去曬太陽。亨利寫道：「我運轉能量給小烏龜時，我把牠抱在膝蓋上，一隻手覆蓋在牠背上的殼，一隻手則放在牠的腹面。幾秒鐘後，牠閉上了眼睛。我繼續運轉能量，小烏龜安心地全然放鬆，向前伸展著脖子，手腳像老鷹展翅般張開。我們可以好幾分鐘或幾個小時都保持這樣的姿勢。」

我還要說一個故事，希望能激起你療癒動物的欲望。有個朋友要我用量子觸療療癒她養的馬。我不是個會花時間跟馬相處的人，但覺得自己會喜歡這個新的經驗。某個晴朗的午後，我運轉能量到那匹馬的背部，友人說我在「讓馬兒睡覺」。

我說：「希望你不是指獸醫的安樂死。」

她說：「不！你真的是在讓馬兒睡覺。」

我問她：「你怎麼知道？」

她答：「看看馬兒的眼睛！」

　　我看看馬兒的眼睛，發現牠的眼睛閉著，下唇垂掛且略爲發抖。一會兒後，牠的頭就垂了下來，就像坐著打瞌睡的人一樣。馬兒醒過來後，把頭倚靠在馬廄的鐵欄杆上，就在我繼續運轉能量給牠時，牠的頭前後三次滑落鐵欄杆。

　　就如同我的人類對象，我從來不知道能量做了什麼事。我只是相信正在發生一件奇妙的事。

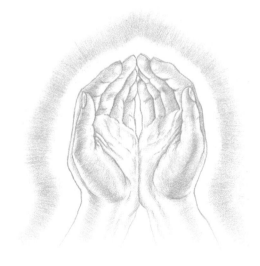

療癒動物的八項指導原則

● 務必以「三明治包夾法」或直接運轉能量到任何你覺得需要療癒之處。獸醫的診斷或許有助於你找出問題的癥結所在。

● 務必全程保持呼吸，選用你在本書學到的呼吸技術。

● 動物無法說出牠們的感覺，因此你要特別注意第三章所描述的雙手感覺，這有助於你了解應該將雙手放在某部位多久時間。

● 請明白你絕對不會「錯」，能量會自行找到該去之處及該做之事。

● 必要時，可以執行多次療程。

● 幫動物刷毛時，請試著同時運轉能量給牠。這適用於任何形式的觸摸行為，不論是搔抓動物的耳後或肚子都很好。

● 幫動物洗澡前或洗澡時，請試著運轉能量給牠。情況特別時，也可以運轉能量到洗澡水中（見第十五章）。若洗澡不是你家動物最愛的事，那麼運轉能量到洗澡水中會格外有用。

● 你也可以運轉能量到動物與自己的食物或飲水中（見第十五章）。由於動物多半是吃罐頭食品，運轉能量到食物中，真的可以增加其能量值。

　　當你親眼見到成效時，我相信你一定會又驚又喜。

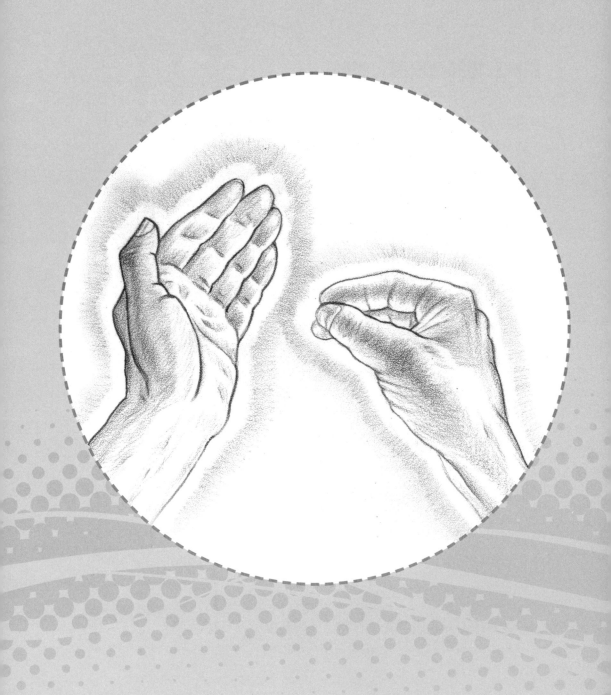

13
無須身體接觸的遠距療癒

我們的慈悲與祈禱以愛的速度移動,它比光速還要快。

這是瞬間進行的!

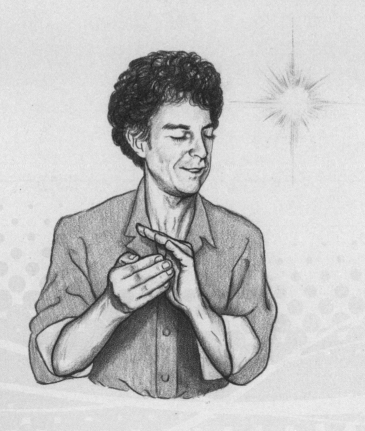

愛的連結

　　我相信，我們彼此間的連結比一般認為的還要密切得多。就個人層次來說，家庭與友人的安樂往往比我們所承認的更為重要，往往等到親友驟逝時，也許你才會恍然大悟。報章媒體整日不斷報導各種不好的消息，許多人看慣了人間悲慘而自以為已能無動於衷，但有時聽到小生命或從未謀面的領袖過世，還是會讓我們感觸良多。就經濟層面而言，當某一洲發生問題時，可能就會影響到全球市場。就全球而言，全人類只有一個大洋，全都共享著同樣的水、空氣與土地。我們的生命與命運都糾結在一起。你或許沒注意到，就連最小的粒子都以極為複雜的方式連結著。

　　探討量子物理這個奇妙與魔幻世界的書不勝枚舉。蓋瑞・祖卡夫❶在其傑作《物理之舞》裡提到：

　　　「貝爾定理」❷是數學的概念，不是數學家就無法解

---

❶ 譯註：蓋瑞・祖卡夫（Gary Zukav），畢業於哈佛大學。一九七九年以《物理之舞》（*The Dancing Wu Li Masters*）一書榮獲美國科學書獎，這本書可說是美國科學普及讀物的「聖經」。

❷ 譯註：一九六四年，約翰・史都華・貝爾（John Stewart Bell）提出知名的「貝爾定理」（Bell's theorem）。貝爾定理首次清晰地揭示了量子世界的奇妙特徵 —— 非定域性，並使人們第一次有可能通過實驗來直接證實這種量子非定域性的存在。任何與量子力學具有相同預測的理論，將不可避免地具有非定域性特徵，或可說必將包含某種「心靈感應」特性。具體來說，量子力學預言在相互糾纏的微觀粒子（如電子、光子等）之間存在著某種非定域關聯，若我們對其中的一個粒子進行測量，無論粒子之間相距多遠，另一個粒子將會瞬間「感應」到這種影響，並發生相應的狀態變化。

讀該定理。然而，該定理的推論卻可深刻地影響到我們的基本世界觀。有些物理學家便認為，這是物理史上最重要的一本著作。從基礎、深刻的層次來看，貝爾定理其中的一個推論是，宇宙的「個別部分」是以親密、直接的方式連結著……假設有物理學家宣稱有一個「雙粒子零自旋轉系統」（two-particle system of zero spin），這就表示該系統每個粒子的旋轉都會取消另一個的旋轉。若這類系統的某個粒子向上旋轉，那麼另一個粒子就會向下旋轉；若第一個粒子向右旋轉，那麼第二個粒子就會向左旋轉。不論粒子朝什麼方向旋轉，它們的旋轉一定都是相等且相對的。

一對光子以光速離開彼此，但卻能瞬間回應彼此，快過光速。許多量子物理學家沉思到這一點時，莫不為之苦惱不已。

若這兩個粒子以相對方向發送出去，不論兩者距離多遠，它們還是彼此連結。這兩個粒子彼此的距離可能有幾萬個光年之遠，但若某個粒子經過某磁性設備而改變了旋轉方向，假設是由朝上旋轉改為朝下旋轉，那麼不論距離有多遠，另一個粒子都會立刻自動地改變旋轉方向，從朝下旋轉變成朝上旋轉。我相信，愛的影響力就是以類似的方式行進。

我常常思索人類的相互聯繫僅止於智能或靈性層次，至於實際的經驗則是在我前往密蘇里州春田市造訪諾曼‧席利醫學博士的醫療中

心時，才親自領會到其威力。當時我示範給他看，量子觸療可以如何改變姿勢，並對他一些極難治癒的慢性病患發揮極大的作用。接著，席利醫師決定要試試量子觸療是否能在不接觸病患身體的情況下，影響其腦波模式。這是我不曾做過的嘗試。說實話，當時我對結果並不太有信心。

席利醫師讓一個老先生平躺一個小時，以便測量他的腦波。我們並未告知他要對他進行遠距療癒。當我使用「遠距」一詞時，指的是療癒者與對象之間毫無身體接觸。就此個案而言，我站在離對象三點六公尺之外，但根據我們這些療癒師的經驗，就算是站在三十六公里或三萬六千公里之外，也不會有什麼差別。我們監看老先生的腦波三十分鐘，並以此資訊作為基準線。這個時候，諾曼的助理拍拍我的肩膀，暗示我可以開始進行遠距療癒了。接下來的三十分鐘裡，我不斷運轉著能量。等療程結束後，我們繼續監看老先生的腦波五分鐘，看看停止運轉能量是否會造成任何影響。

結果讓我大為驚訝。在我開始運轉能量五分鐘後，這位老先生的 δ 波活動增加許多。至於大腦左、右額葉部分，δ 波從11.7與12.6分別跳到23.2與23.3，中腦數據從18.8跳到58.7，枕葉區數據從18.8、15.0爬到25.1與25.5。療程結束時，他的額葉區 δ 波則降到驚人的數字：3.6與4.4，中腦降到5.1，枕葉區數據分別變成8.2與10.4。

席利醫師表示，他看了三十年的腦波數據，從未看過如此安靜的模式。他又說，若他在不清楚原委之下，只看到這最後的腦波活動數

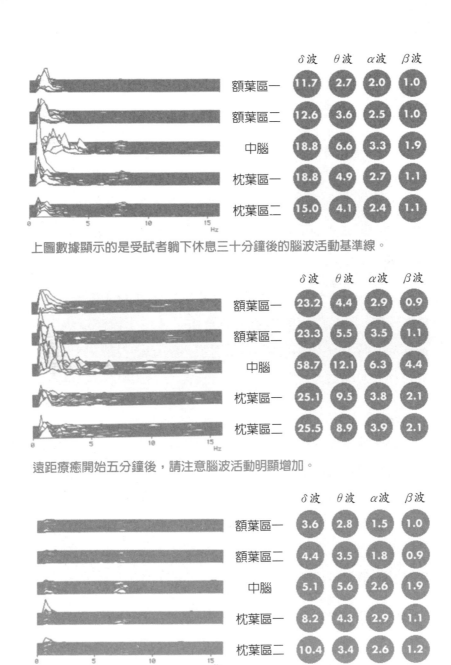

	δ波	θ波	α波	β波
額葉區一	11.7	2.7	2.0	1.0
額葉區二	12.6	3.6	2.5	1.0
中腦	18.8	6.6	3.3	1.9
枕葉區一	18.8	4.9	2.7	1.1
枕葉區二	15.0	4.1	2.4	1.1

上圖數據顯示的是受試者躺下休息三十分鐘後的腦波活動基準線。

	δ波	θ波	α波	β波
額葉區一	23.2	4.4	2.9	0.9
額葉區二	23.3	5.5	3.5	1.1
中腦	58.7	12.1	6.3	4.4
枕葉區一	25.1	9.5	3.8	2.1
枕葉區二	25.5	8.9	3.9	2.1

遠距療癒開始五分鐘後，請注意腦波活動明顯增加。

	δ波	θ波	α波	β波
額葉區一	3.6	2.8	1.5	1.0
額葉區二	4.4	3.5	1.8	0.9
中腦	5.1	5.6	2.6	1.9
枕葉區一	8.2	4.3	2.9	1.1
枕葉區二	10.4	3.4	2.6	1.2

遠距療癒三十分鐘後，所有的腦波活動都變得很安靜。

據，他可能會以為這個人已經腦死了。從一位退休神經外科醫師那裡聽到這樣的評論，讓我覺得格外有趣。

事件過後幾星期，我仍為遠距療癒的效果震驚不已。先前在我的內心深處，仍不相信自己的思維能產生如此大的影響，但這顯然是事實。我思索先前發生的事，突然間想到，遠距療癒正顯示人類雖然個體不同，但彼此卻相互連結，這也讓我見識到愛的威力有多麼大。

顯而易見的，在療程中觸摸他人時，我們是以非常直接的方式幫助對方改變組織的振動，這就是我所謂的「近距療癒」（local healing），因為療癒師與對象非常接近。在「遠距療癒」（nonlocal healing）時，療癒師可能站在離對象一點五公尺或三公尺之外；而就算是遠在月球上，其影響力仍然一樣強烈，因為能量場是由意念所產生的。

遠距療癒和近距療癒的一個不同之處在於，遠距療癒所建立的能量場比較難以去移動對象的結構，也就是說，骨骼不會像近距療癒般同步調整。若是如此，遠距療癒似乎建立了和近距療癒不同種類的能量場。我突然有個想法，若能同時維持遠距能量場與近距能量場，也許就能建立振動的協同作用，而不需要兩個人一起在同處合作。這個實驗結果令人非常深刻、滿意。

教授量子觸療的課程時，我帶領整個團體對教室內所有的人進行遠距療癒。這些經驗相當顯著且效果強烈，幾乎每個人都感受到了能量。然而，就像其他事物一樣，遠距療癒似乎也有其長處與侷限。

以下幾個例子，可以讓你大概了解遠距療癒的操作方式。

我曾有個名叫約翰的學生，他告訴我他的姑姑得了腫瘤。約翰很擔心姑姑的病情。當天傍晚七點整，他準備好要運轉一些能量給住在外地的姑姑。他全神貫注，搭配呼吸技術，整整持續了三十分鐘。八點多，約翰打電話給姑姑，一開始他先閒話家常：姑丈最近如何？表弟妹如何？最近怎樣……聊了大概十五分鐘後，約翰問起她的健康情形，尤其是她的腫瘤。她又興奮又開心地說，有件奇妙的事發生了，就在今晚七點鐘時，她突然感覺到好像「所有能量都進入腫瘤裡面」。姑姑告訴約翰，她身上的腫瘤好像萎縮了。約翰問姑姑，那件事持續了多久時間？她說整整三十分鐘，但她現在還是覺得很溫暖、很舒服。姑姑興高采烈地想知道自己是否有可能痊癒。約翰說，他不想讓她知道他所做的事情，他認為姑姑不會明白。顯然，約翰的姑姑雖然未必能理解個中緣由，但可以接收到愛。

某天傍晚，我和朋友羅莉在電話中聊天。羅莉告訴我，她突然嚴重過敏，背部痛得很厲害。她是受過正式訓練的註冊護士，想說自己可以先吃點藥控制，但心裡並不太樂意這麼做，因為她知道藥物只會「弄昏她」兩、三天，讓她的身體無法有效運作。我請她過來一趟，我可以幫忙處理她的症狀，但她說時間太晚了，身體又不舒服，不方便開車。我提議道：「那我來做遠距療癒吧！」羅莉說她吃藥睡一覺就好，但我還是堅持。我們最後達成協議，如果她一小時後仍覺得不舒服，那就吃藥吧。我放下電話，為她運轉能量二十五分鐘，接著電話響起。羅莉來電說，她的過敏症狀消失了，就連背痛也好了。

校準意念，專注在你「想要」什麼的期望上

進行遠距療癒時，非常重要的是，你的意念與所期望的結果必須是一致的。在有關祈禱文的研究顯示，不同的兩種祈禱文，效果截然不同：一種會產生作用，另一種則不會。當你祈禱某人不要酗酒或不要虐待他人時，不會造成有益的結果；然而，如果你是以充滿慈愛的眼神看著別人並祈禱他們一切順利時，就會產生非常正面的結果。

當你叫孩子別在街上奔跑時，孩子心中會產生什麼畫面呢？留在人行道上？不！唯一的畫面就是在街上奔跑。我們的潛意識非常忠實於字面上的意義，心中一旦浮現起「不想要」的畫面，那就將是我們留給自己的唯一畫面。職業高爾夫球選手在開球前，會先留意哪裡有障礙，然後就全神貫注在他們想讓小白球到達之處。如果你的心中所想的是「不想要」的事物，心思就會往那裡跑，而不會實現你「想要」的結果。

我們的思想具有影響力，而清楚、正面的期望可以改變一切。當我問大家想要什麼時，經常會聽到負面的說法，例如「不要」生病、「不要」和配偶發生爭執、「不要」工作或「不要」負債等等。等一下，我是問你「想要」什麼，而不是「你不想要」什麼！「我想要X（X代表某事、某物、某人等等），但我沒有X」是互相矛盾的期望。這表示儘管你想要X，但情緒上卻仍認同你並未擁有X的看法，甚至可能相信你將不會擁有X。

　　有時，我們可能必須先看不想要的事物，才能了解自己純粹的正面期望。比方說，「我不想要會帶來一堆壓力的工作。」那好吧，你想要的是什麼呢？「我想要不會把我累壞的工作。」又來了，這是個「不想要」的畫面。好吧，那你想要什麼呢？「我想要有成就感又有趣的工作，從工作中獲得善意與尊重。」最後這個陳述就是純粹正面的期望，完全沒有矛盾。若你感覺得到這些正面情緒，那麼清晰的期望就會對遠距療癒產生非常正面的影響。

　　進行遠距療癒時，請讓自己的情緒轉化成你希望對方感受到的愛，轉化成你希望他們所擁有的安樂，轉化成你希望他們體驗到的喜悅。這就是為何「你的最愛」技術（見146-148頁）如此有效的原因。當你專注於真正的期望時，就不會運轉能量到你不想要的事物或去對抗它。

　　關鍵完全在於你內在的感受。如果你的期望會讓你感受到喜悅，那麼你就走在正確的軌道上了。倘若你的期望帶給你的是恐懼、緊張、缺乏感或憂愁感，那麼顯然你並未營造出或吸引到你想要的結果。

　　假如你無法對結果抱持正面的看法與感受，請想像當你知道會產生療效時，將會感到多麼地舒適。讓自己感覺舒適，接下來的療癒會更加有效，這種舒適感可作為你目前所處狀況與希望之處間的情感橋梁。最理想的情況是，讓自己處於能感受到幸福、慈愛或感恩的心境之下，如此一來，你就是喜悅本身，而這喜悅是你希望他人也能擁有的。

　　採行遠距療癒時，你無須為了讓療效更有威力而特地說服對方。光是保持著純粹且美好的情緒空間，所有成就便幾乎是無限制的。請讓情緒告訴自己要怎麼做。若心情輕鬆，處於喜悅及慈愛中，知道這一切都會進行得很順利，你就走在正確的道路上了。

　　最後一點是，你無須努力去操縱任何人，也不建議你去嘗試。想操縱他人會讓我們走離自身的福祉。就在你調整自己到最真實、最高的境界時，你所專注的那些人就會即時被你所導引。就如我先前所說的，你要全心信任這個療程。請記住，所謂的「療癒者」就是罹患疾病又康復的人。我們的工作就是維持共振，並期待最棒的結果。

遠距療癒的九項指導原則

● **徵求同意**：先徵求對方同意才做遠距療癒，當然是最好的主意。如果因爲某種因素而無法徵求對方同意，那就請讓能量用在極善之處，並運轉能量到那個人身上。不論如何，因爲善意而運轉能量總是件好事。

● **與對象連結**：不論你是運轉能量給人、動物或植物，都必須知道能量送達的對象。如果你從未見過那個對象，那麼照片也能幫助你全神貫注並導引能量。

● **與你的靈性連結**：若你天生就喜歡與靈性連結，那麼這時與靈性連結會很有用處。請求這類協助，有助於提升效果。

● **運用替代物（surrogate）幫助你專注**：不可否認的，進行遠距療癒時需要更費力才能保持全神貫注。你無法將手直接放在對方身上，既要專注在自己的呼吸上，又必須懷抱著讓能量可以運轉到目的地的意念，因此許多人喜歡拿個物品（例如，泰迪熊、枕頭或毯子），以便讓自己有個實際的專注焦點。替代物並非必要品，但想用輔助方法時不妨考慮。

● **注意力集中在需要能量之處，想像就在你的雙手之間**：你可以想像並看見能量運轉處正好位於雙手之間。既然所用的是想像力，當然就能直接療癒對象生病的器官或其他組織。關鍵在於，你不只是要將注意力放到想運轉能量之處，當你運轉能量時也要將注意力放在

249

那裡。

● **使用呼吸技術並運轉出能量**：就如同所有的量子觸療一樣，請全程保持呼吸，並有力地將能量從雙手運轉出去。

● **結合不同的技術**：遠距療癒是試著在療程中結合不同技術的好機會。

● **慢慢來**：遠距療癒的單次療程可能會持續三十、四十五或六十分鐘，因此你可能需要付出極大的心力。

● **別太執著於結果**：就如同其他的量子觸療一樣，要牢記自己只是在維持共振，負責療癒的是對象自己。

　　能領悟到我們的愛確實有影響力，又可讓我們所希望運轉能量的那些人也能感受得到，這是何等神奇啊！現在，當我用到「送我的愛給她」（送上我的祝福）這句話時，我突然有所領悟，「沒錯，我也可以自己辦到！」

強化共振的技術

強化共振技術屬於實作療癒，但也運用到遠距療癒的方法，因此我將強化共振技術安排在這一章。此技術威力強大，是我目前最愛用來運轉能量的技術之一。強化共振技術的確需要許多技術與專注力，因為你是同時做兩件事。

1. 雙手同樣放在對象身上，開始運轉能量。

2. 從雙手運轉出能量時，請用你的意念「進入」想要療癒的組織。每次呼吸都要將意念關注在該組織上，在此同時，雙手也在運轉出能量。

我所謂的「讓你的意念進入患部組織」，指的是將注意力放在對象的患部裡面。你無須特別去想像組織內發生了什麼事，只要運用意念將覺知保持在那裡即可。你也可以想像，光芒照耀著意念所要運轉的那個身體部位。另一個做法是，想像你帶一顆光球到患部內，讓光球旋轉。你必須訓練自己將意念停留在對象的患部。透過意念，運轉能量到對方的體內，在你保持呼吸的同時，也將能量從雙手運轉出去。

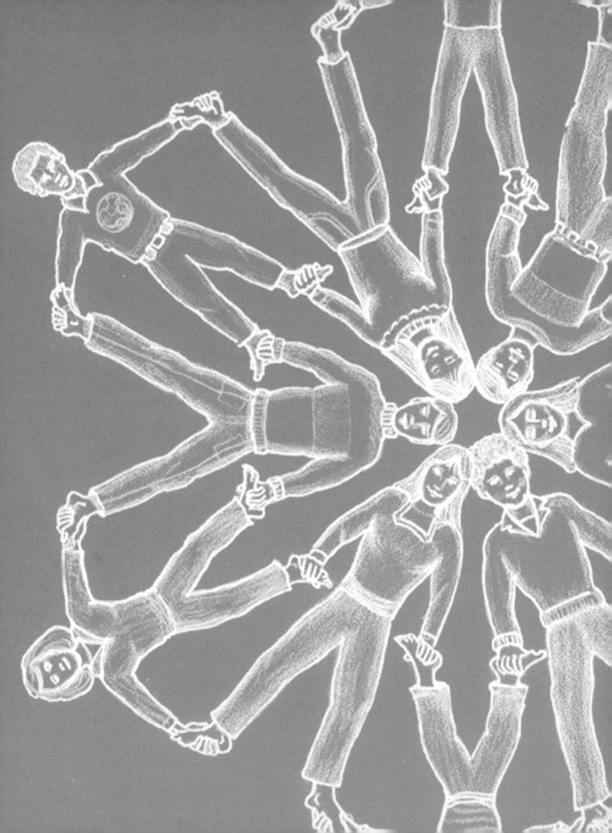

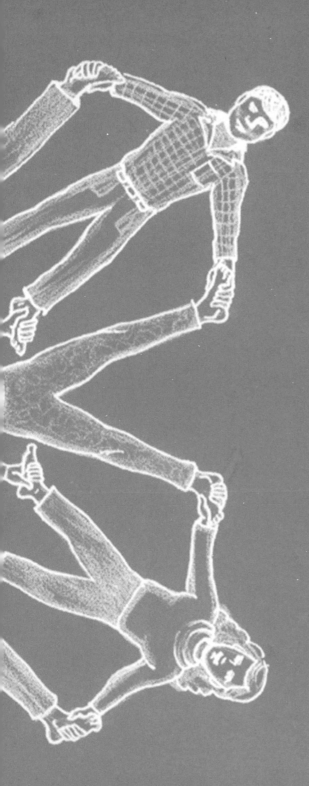

Part 4

延伸
應用篇

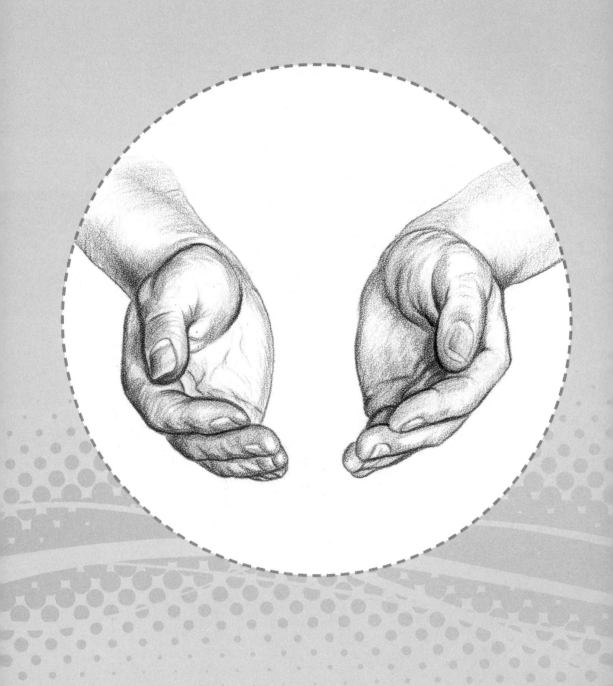

14
勇敢體驗並療癒情緒

在排斥情緒的陰鬱水域下，
藏有我們真實自我的浩瀚寶藏。

情緒與療癒過程

　　我們五個人正在幫海倫進行團體療程。海倫是諾曼‧席利博士最棘手的慢性病患，傳統或另類療癒都對她起不了作用。團體療程進行約二十分鐘左右，海倫變得非常沮喪。我們問她怎麼回事，她說：「有股我不想要的情緒一直浮現，這些情緒是如此陰鬱，我擔心若去感覺它們，恐怕我再也好不了了。」

　　那時是一九九八年八月，我正在向席利博士與他的員工示範量子觸療，想讓他們了解量子觸療對於慢性病患的功效。那時，我、席利博士與他的三名員工一起運轉能量給海倫。接下來的幾分鐘裡，海倫的沮喪程度持續增強。席利博士負責跟海倫說話，我們其他人則專心維持呼吸。

　　席利博上親切地鼓勵海倫，要她勇敢去感受不斷浮現的情緒。「不，不要！」她抗議，「若我讓自己去感受這些情緒，我下半輩子都會陷入那些感覺中。」席利博士又花了幾分鐘循循善誘，盡力提供海倫安全感，使她不再畏懼那些情緒。緊接著，海倫放聲大哭了五分鐘，然後很快地，她的情緒似乎好轉了。療程又進行了十五分鐘，海倫開始感受到另一股新的悲傷情緒。同樣地，她也拒絕去感受，深怕自己永遠陷在裡面出不來。席利博士再次向她保證，絕不會發生這種事，一切都會很好。海倫總算有點安全感，接著她讓下一波情緒奔騰而至。這波憂傷比之前更加強烈，她哭了好幾分鐘後，喜悅再度取代了痛苦。

療程結束時，海倫說百分之七十的身體疼痛都獲得了紓解。十年來，她試過各種形式的傳統或另類療癒，但都對她的病痛束手無策。我們問海倫感受到了什麼樣的情緒，她說，她因為自己此生不可能生育孩子而一直深自哀痛；不知何故，她讓自己全然感受這些情緒的強度，反倒解除了身體大部分的病痛。海倫甚至說，現在她對未來充滿希望，雖然沒有孩子，但仍覺得自己是個成功且值得期待的人。

在量子觸療的療程中浮現情緒並不罕見。這種能宣洩的特定情緒經驗，似乎總是遭到壓抑及限制，我覺得這真的很奇妙。勇敢體驗這些情緒，往往正是舒緩或轉變身體疾病的必要條件。我深信，人類最大的障礙就是不願完全體會情緒的強度。

對多數人來說，表達憤怒是特別困難及令人害怕的，表達其他情緒，例如受挫、丟臉、羞恥、恐懼與仇恨等通常也不容易。可悲的是，甚至連正向情緒的表達同時也受到了壓抑。許多人的痛苦日子，生活中充斥著羞恥、憤怒與恐懼等各種負面情緒，因此會避免去感受讓人驚奇的事物，比如說他們自身美妙驚人的內在。

> 當光芒照耀在陰影上時，陰影就消失了。

情緒為主因的問題已超乎本書所要討論的範圍，但建議你可以在量子觸療時採用下述方法。

療程中出現情緒反應的八項指導原則

● **信任療程**：不可否認的，看別人經歷強烈的情緒確實很難受。這些年來，我最重要的憑藉就是單純地信任療程。我純粹就是運轉能量，直到療效自然而然產生。最糟糕的事就是因為害怕而停止療程。最好能親切地向對象保證，感受現在的感覺不會有任何問題，同時你要繼續保持呼吸並運轉能量。

● **接地**：按照第三章所述，以維持你體內的感覺。這也有助於保持「接地」，並處於較佳的協助狀態（見第四章）。

● **保持呼吸**：不僅你要保持呼吸，同時也要鼓勵對象保持呼吸，這不僅可加速療程，並能保護容易接收他人症狀或情緒的那些人。

● **運轉能量到對象感受到情緒的身體部位**：這是個很好的技術，可以有效協助對象平衡情緒，幫助他們度過浮現的情緒。以「三明治包夾法」觸療該部位的前後兩側，要讓對象感覺像是被你的雙手環抱著。若對象採坐姿，或許可以請他向前傾讓你支撐他的重量。（我知道有許多心理治療師以此方法協助病患，讓病患變得更專注，也更能處理情緒。）

● **運轉能量到顱縫與大腦**：顱縫是頭蓋骨相連之處，情緒不平衡會導致顱縫錯位。倘若能花五或十五分鐘運轉能量到顱縫，將有助於對象找到自己情緒的平衡。包柏‧拉思慕松喜歡說某個母親的故事：自從她的寶寶過世後，她便陷於無法控制的哀傷中。當他運轉能量

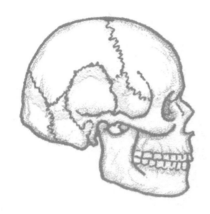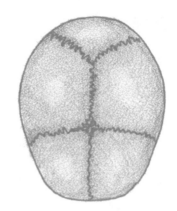

到這個母親的顱縫後，她便停止了無謂的傷痛，甚至感激上天讓她能夠認識這個孩子。

● **運轉能量到脈輪**：運轉能量到每個脈輪可以幫助對象平衡情緒，也有可能協助他釋放情緒。你可以運轉能量到每個脈輪，而對象身體感受到最深刻情緒的那個部位，要特別加強最接近這個部位的脈輪。以「三明治包夾法」觸療脈輪，效果會非常好。

多數情況下，觸療別人的第一脈輪與第二脈輪會有些尷尬。如果不想將雙手放在對方的肛門與外陰部之間的會陰處，可以一隻手放在肚臍下方約二點五公分處，這個部位可以反射到第一脈輪；另一隻手可以觸摸對象的尾椎骨，如此就能建立起與第一脈輪的良好接觸。指尖放在恥骨最上方可接觸到第二脈輪。倘若對方還是有點畏懼，你可以將能量運轉到腳後跟的內外兩側。輕輕地按壓腳後跟，就能找到敏感點。這些都是運轉能量的好地方。

- **運轉能量到枕骨脊**：這有助於打破舊思維與情緒模式，有時還可協助解決上癮的問題。

- **使用遠距療癒**：療癒某些心理病患時，倘若實際碰觸不符合療癒需求或是被禁止時，或者完全不可能與病患接觸時，那麼遠距療癒會非常有用。

　　我希望大家要記住，處理他人的情緒並非是療癒他們的情緒，而是要協助他們積極地釋放在能量上需要釋放的情緒，或是讓他們自然而然地達到情緒的平衡。就像水會找到自己的水平面一樣，情緒自然也會找到平衡點。你無須修好任何人，只要給予機會，每個人自然就會自我療癒。

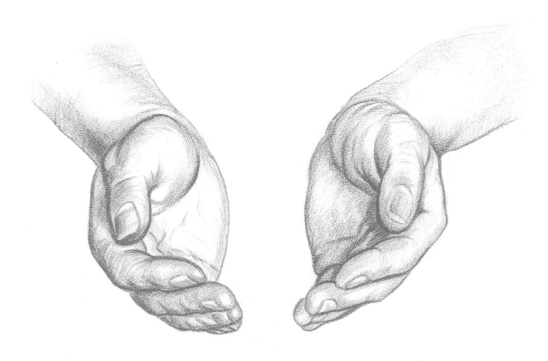

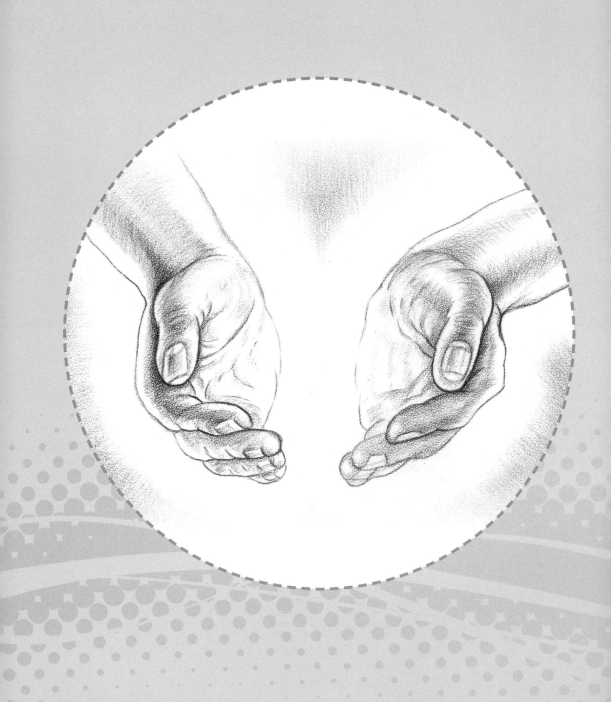

15
量子觸療有趣好玩的事物

生命是個禮物，

我們的生活就是學習去接收它。

──拉薩利斯

　　我記得小時候在學校做白日夢時，總愛幻想著若能創造及發現很棒的事物，那該有多好！我下一個想法就比較令人洩氣：現在已經有這麼多好東西被創造出來了，我又怎麼能想出其他新奇的事物呢？

　　量子觸療讓我覺得非常開心的一面就是，幾乎任何人只要決定試試生命力能量，就能發現並創造新的應用或技術。這個實驗不只是好玩，更可從中發現並學習到極為珍貴的事。

　　我將本章分成三個小單元：「能量與無生命物體的樂趣」、「能量與飲水、食物的樂趣」，以及「能量與人的樂趣」。雖然我認為在發揮創意的過程與探險中都充滿了趣味，但我卻很嚴肅地看待這些樂趣，而意外發現的事物往往會引發許多最重要的突破。因此，我鼓勵大家盡情享受以下這些好玩的事，讓自己從中發現新事物。等你學到新東西時，請不吝寫信告訴我們！

　　當然，我們也會每月寄發免費的電子新知郵件，分享觸療的故事、新發現及洞見，還有最新消息。你可以到www.quantumtouch.com網站訂閱。

　　準備好了嗎？那我們就來玩吧！

能量與無生命物體的樂趣

皮帶與手套

　　隨便拿一條真皮皮帶，把這條皮帶當成頭巾，小心地纏繞在友人的太陽穴處。你的雙手拇指、食指與中指（「三腳架」手勢）輕輕放在友人太陽穴處的皮帶上，並運轉能量到皮帶約兩分鐘。運轉完能量後，拿掉朋友頭上的皮帶，現在請直接運轉能量到朋友的太陽穴。我做過這個小實驗很多次，結果是直接觸療時，對方可以感受到能量；但透過皮帶來運轉能量時，對方卻無法感受得到。

　　皮革令人困惑又有趣的特性，在於它似乎只能吸收生命力能量，而無法讓生命力能量穿透過去。不論你運轉多少能量到皮帶上，就我的經驗而言，你都無法「用能量填滿那條皮帶」。不論你花多少時間

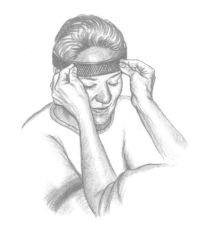

能量無法透過皮革腰帶傳送出去，
所以對象接收不到能量。

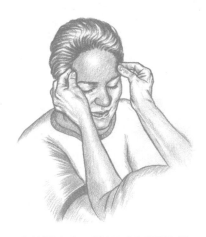

直接觸療時，對象可以感受能量
的流動。

或心力在皮革上運轉能量，它就是不會讓能量穿越或輻射出去。

這個訊息雖然看起來微不足道，但是在進行「雙盲試驗」❶時卻非常重要。未經訓練的療癒師戴上薄薄的真皮製手套，可以有效隔絕周遭生命力的療癒性質。因此，「戴手套療程」的好處就在於測試安慰劑效果。

我們也用測試皮帶的相同方法測試過橡膠手套，發現只有一點點能量穿過手套。儘管很難取得精確的數據，但一般認為應該有三分之一的能量可以滲透過手套。我必須指出，厚重的尼龍與聚酯材料也和皮革一樣能隔絕能量，但我不確定這是否和穿戴厚重尼龍、聚酯或皮革者的健康情形有關，不過我覺得這點值得注意。

由於皮革曾經是有生命的，因此或許皮革是把吸收能量當成一種無效的療癒。這聽起來可能很荒謬，但等你聽到下面這則吉他的故事時，就會有另外一番看法了。

---

❶ 譯註：雙盲試驗（double-blind test）：科學驗證方法，目的是避免受試對象或進行試驗的人員因為主觀偏向而影響實驗的結果，通常得出的結果會更為嚴謹。受試對象及研究人員都不知道哪些對象屬於對照組或試驗組，因此稱為「雙盲」。

玩玩「你的」昂貴吉他或小提琴

我有一把三十五年歷史的尼龍絃吉他，音質絕佳，清晰又響亮。有天我自作聰明，運轉能量到這把吉他的木頭上。你現在知道了吧，我確實很喜歡試驗新東西！或許這聽來瘋狂，但我還被指控做過更誇張的事呢！

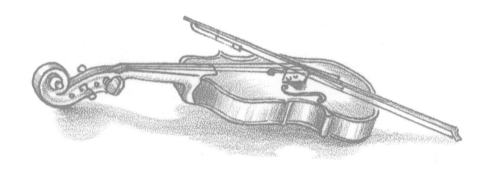

我運轉能量約莫六或八分鐘左右，但就是感受不到任何能量的連結，似乎木頭對能量完全沒有反應，這就是我先前所說的「阻礙模式」。然後，我開始逐漸地感覺到雙手與木頭之間的能量場慢慢增加。約五十分鐘後，我已運轉能量到吉他的整個表面與背面了。我興奮地彈起吉他，想聽聽現在這把吉他的聲音會有多麼棒。我彈了一個和弦，但沒聽到清晰響亮的聲音，反倒聽到明顯的砰砰聲，就好像吉他浸滿了水一樣。不論我怎麼努力，吉他的聲音聽起來就是鈍鈍的，彷彿我彈的是一把年齡超過十年的二十美元吉他。

　　我當下的反應卻是有說不出的興奮與得意，沒想到我真的可以對木頭的共鳴產生這麼大的影響力，接下來的反應則是否認。我清理了吉他，出門買了新弦，覺得剛才的事一定是我的想像。新弦換好三天後，我小心翼翼地用電子調音器調音，相信這回聲音聽起來絕對很棒，因為這整件事一定是我憑空想像的。但新弦只比換弦之前好聽個百分之五而已。所以我的第二個反應是悲傷，「天啊！我殺死我的吉他了！」

　　我買了一把新吉他，但我並不喜歡這個替代品。最後，我用老吉他師父的祕訣：我將舊吉他擺在音響喇叭旁，只要出門就不停地播放音樂。就在木頭接受好幾個月的回響後，吉他又恢復美妙的聲音了。我相信這把吉他就和當初一樣好，甚至還可能更好一些，但我並不能確定。

　　在許多新發現中，總會有一個發現所帶來的疑問比答案還多。我最好的理論是，能量改變了水分子的位置，從而影響了木頭的共鳴，讓木頭聽起來像是浸滿了水。或許就和皮手套的情形類似，能量試著要讓木頭恢復生命。

　　我最後要說的是，請注意這個單元的標題是：「玩玩『你的』昂貴吉他或小提琴」。「你的」這個字眼是我刻意放上去的，因為我可不會再冒險試「我的」吉他了！

能量與飲水、食物的樂趣

灌注能量到水裡

若你想運轉生命力能量到自己無數個細胞中，只需要灌注能量到飲水中，然後喝下那杯水。灌注能量到飲水或任何液體中都非常容易做到，只要用雙手掌心或只用指尖拿著玻璃杯或瓶子，左右兩隻手不能相互碰觸，接著就可運轉能量到水裡數分鐘或更久一點。雙手的這個姿勢會強迫能量穿入雙手間的液體。

有幾個物理學家告訴我，水能改變氫原子鍵結而呈現出各種構造。我相信，量子觸療是在物質次原子的層次運作，這就能解釋為何灌注能量到水裡是有可能的。

當你運轉能量到水中時，水的味道會改變，改變的幅度往往要視飲水的來源以及能量灌注的程度而定。幾年前，我在其他人都未注意到的情形下，在兩杯水的其中一杯灌注能量，然後拿著那兩杯水請別人喝，並請他們告訴我是否有注意到什麼現象。

這些人都未接受過任何暗示，但全用類似的字眼來形容那杯灌注過能量的水。多數的人都說那杯水喝起來「比較順口」、「比較好喝」、「比較舒服」、「比較沒有金屬味」、「比較沒有氯的味道」，有些人還會形容它「比較濃」，或甚至是「有糖漿味」。

數年前，我曾在加州大學聖塔克魯茲分校的男女籃球隊記錄下量子觸療的療程，平均十分鐘的療程就能減低百分之五十的疼痛程度。

有天傍晚，兩位女球員抱怨水龍頭的水很難喝，她們臉色難看地從飲水機裡將水裝滿塑膠瓶，一喝瓶裡的水就直說不好喝。我請其中一位讓我試試能否幫上忙，我拿著瓶子運轉能量到水裡，花了約兩、三分鐘。完成後，她拿回瓶子喝了一口，說：「還是不好喝。」緊接著，她喝了一口朋友瓶子裡的水，變臉地說了一些罵人的話，那些我在此就略過不提了。她的朋友分別喝了這兩個瓶子裡的水後，也出現同樣的反應。

她們想自己做個小實驗，於是請另外兩名球員離開球場，她們完全沒解釋原因，就拿出那兩瓶水，說道：「喝喝看這些瓶子裡的水，說說有什麼感覺。」那兩個女生從兩瓶水中各喝了一口，也和那兩個看我灌注能量到水裡的女生一樣，出現完全相同的反應，兩人都說有灌注能量的水不好喝，但喝到沒灌注能量的水時，臉色卻更難看，嘀咕著說水實在難以下嚥。

與所愛的人一起灌注能量到飲水裡

在此有個灌注能量到飲水中的小小變化版。拿一杯水，用我先前提過的多手交疊技術，跟朋友一起灌注能量到水裡。這樣做時，會產生很棒的協同效果，比兩者的能量效果加起來還棒。

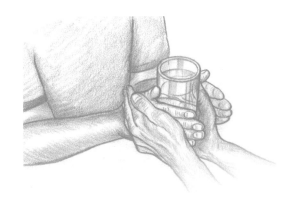

灌注能量到水裡之後，請共享這杯能量之水。這會是很可愛的一個祈福或禱告的小儀式。

灌注能量到葡萄酒裡

灌注能量到葡萄酒裡非常好玩。我發現示範灌注能量到白酒比紅酒還要容易，因為大家一直跟我說，白酒灌注過能量後，尾韻明顯減少許多，而大多數這麼告訴我的人都喜歡這個差別。

出於好奇，有天我去了一家釀酒廠，並請那位招待的女士告訴我，當大家品酒時，究竟想尋找哪種味道。她倒了不同的酒，要我留意葡萄酒的香味、複雜性及尾韻等。

我請她喝喝我灌注過能量的葡萄酒，並告訴我她的看法。她起初婉拒，因為她很確定不會有什麼差別。最後，我要求她行行好，幫我克服對於改變酒味的幻覺。

於是她小心翼翼地把每杯酒都喝了兩次，比較有灌注能量與未灌注過能量的酒，以確認自己的看法無誤。她連聲問道：「你知道你做了什麼好事嗎？你知道你做了什麼好事嗎？」

我說：「我不知道，請告訴我。」

「你破壞了這杯葡萄酒的複雜性，也幾乎毀了它的尾韻。」

我愚蠢地問道：「那樣是好事嗎？」

「不！這很糟糕！」

為了確定她真的這麼想，我跟她開了個玩笑，我舉起手加強效果，說道：「若你想要的話，我可以立刻幫這裡所有的葡萄酒灌注能量。」

她立刻揮著手臂，大聲尖叫：「不，千萬別這樣！」

葡萄柚果汁

運轉能量到葡萄柚果汁也十分有趣，這可以幫助淡化後續的酸味。許多喜歡酸味後勁的人，雖然不喜歡喝灌注過能量的葡萄柚果汁，但發覺其中的差異時，還是覺得非常有趣。

碳酸飲料

有些小孩表演給我看，他們運轉能量到飲料時可以減少飲料的二氧化碳，去除許多甜味。我們發現就連大人也可以辦得到。

運轉能量到食物、飲料或維他命丸

請灌注能量到你的食物、飲料與營養補充劑！只要雙手捧著食物，再運轉出能量即可，能量場即會灌注能量到食物裡。

你也可以在維他命丸中灌注能量！若你吃飯前會先禱告，你可以在禱告中運轉能量。

能量與人的樂趣

雙人脈輪互充法

這是很可愛的療癒與平衡技術,兩個人同時施與受。共同灌注能量於雙方的脈輪中,可以分享愛、達到放鬆並體驗療癒或進入深層意識的美妙狀態。

只要稍加練習,那些欲探索各種可能性的配偶或朋友們就會愛上此技術。為了順利進行雙人脈輪互充法（Chakra Charging for Two）,兩人都必須了解如何運轉能量,並熟悉第五章和第六章所介紹的脈輪練習。能量運轉愈是有威力,進行的時間愈長（只要舒服就可持續下去）,結果就會愈棒。

如下圖所示,每個人旋轉各自的第一個脈輪,並從雙手運轉出能量到對方的雙腳。當兩人都覺得已建立強烈的能量感時,就可移到第

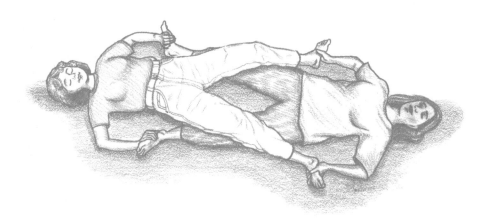

二個脈輪。持續這個方法到所有七個脈輪，接著再從第八個脈輪練習到第十二個脈輪。

倘若這個姿勢躺久不舒服，可以偶爾動一動。不舒服的姿勢持續太久，可能會造成背部疼痛。這個雙人姿勢對於一般人來說，可能會有些彆扭，所以腿與手臂並不需放在特定的位置。全程都要記得呼吸喔！

太陽星

請繫上安全帶，準備出發囉！我發明了一個團體療癒的技術，我稱它爲「太陽星」（Sun Star），用過此技術的人都有美妙且深刻的體驗。許多人說這經驗帶領他們進入一種極爲寧靜的意識狀態、靈性經驗或出體經驗。有些人則說，起初的五到十分鐘裡，身體內的變化讓他們非常不舒服，然後他們就慢慢開始覺得很棒了。圓圈內的每個人至少要花十五分鐘以上的時間專注在練習中。

如右頁圖所示，人數要湊成偶數並排列成太陽星。每個人透過雙手運轉能量到另外兩個人的腳上。你們可以使用團體發音、能量漩渦、脈輪旋轉、強化共振技術，當然也可以使用火呼吸。

團體裡的每個成員經驗愈是豐富、威力愈是龐大，當然結果就愈驚人。這麼多不同的振動混合在一起，從而產生的協同作用相當驚人且令人身心愉快。當然，太陽星這個能量遊戲也非常好玩又有趣！

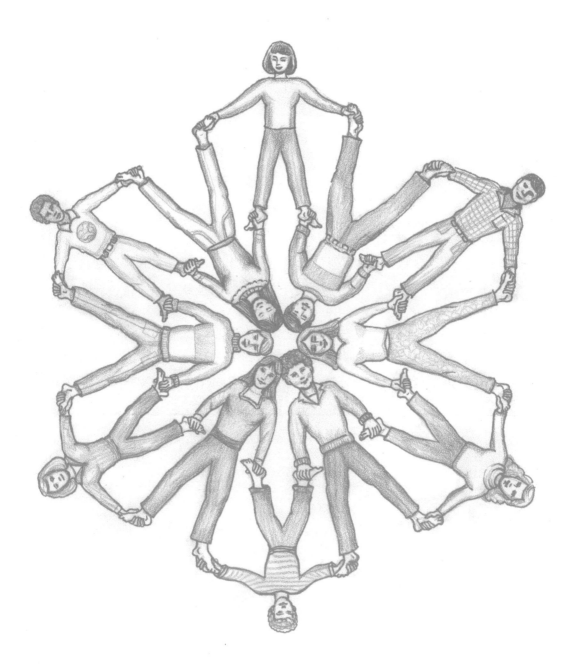

擁抱伴侶

就像平常擁抱一樣簡單。不論你們是站著或躺著，只要兩人在擁抱時，讓能量流經全身、流出雙手，就可讓此經驗產生全新的意義與品質。擁抱愈久，交換的能量就愈多。

記得要保持呼吸喔！

好上加好的性愛體驗

與你所愛的人一起練習這些技術時，會出現全新的歡愉層次。這是彼此連結及放鬆壓力的好方法，兩人可以彼此調和，讓彼此的振動更為融合。

當兩人都明白如何讓能量流經自己的身體並進入對方的身體時，量子觸療就可延長感官的歡愉，強化親密的高潮經驗，提供更為動態、刺激的性生活。運轉能量也是很棒的前戲，關鍵是要兩個人一起練習，就可自然而然地產生效果並分享能量。

團體擁抱

如果每個人可以一邊擁抱一邊用量子觸療從雙手送出能量，那麼就連普通的「團體擁抱」都能變得很特別了。要記得保持呼吸！

你可以脫掉鞋子，用腳的前端輕踩旁邊那個人的腳趾，以保持彼此的連結。如此一來，效果會更棒！試試看把手放在對方脖子底部的

脊椎上，或放在下背部的中間。

搭配學過的技術來療癒

你學過的任何一種保健療法，都可與量子觸療結合使用。針灸師跟我提過，先插針再運轉能量，明顯提高了效果。反射療法的治療師在結合量子觸療與穴道反射區時，也有類似的驚人經驗。

本章的重點在於讓你自由自在地在能量中享樂，並用能量做實驗。有個朋友告訴我，她的老闆每個月都會送玫瑰花給員工，因爲她的玫瑰花總是比其他人開得久，所以其他員工都很羨慕她。她的祕訣是：運轉能量到玫瑰花與水裡。你也可以做做這個試驗，玩一玩。請告訴我你的發現！

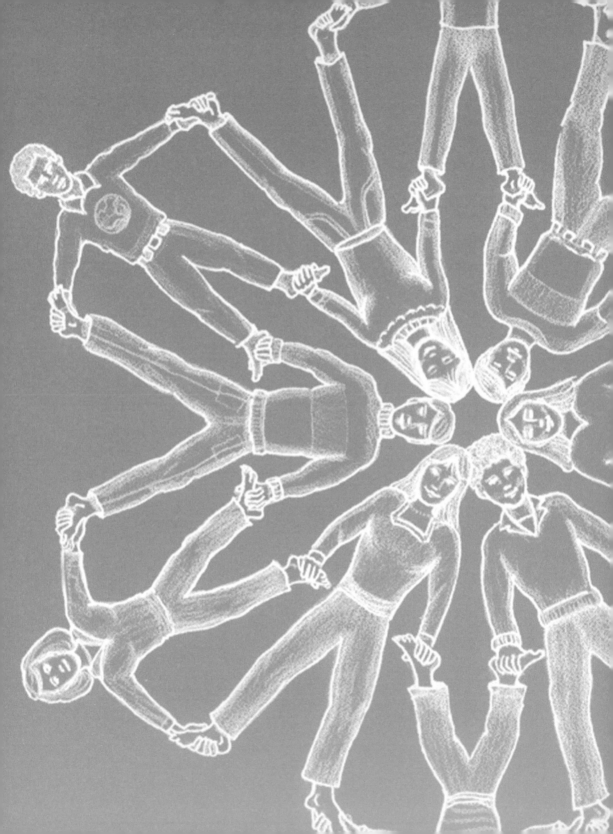

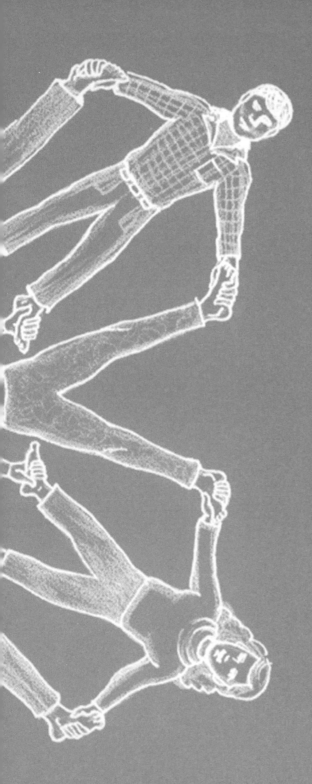

Part 5

願景篇

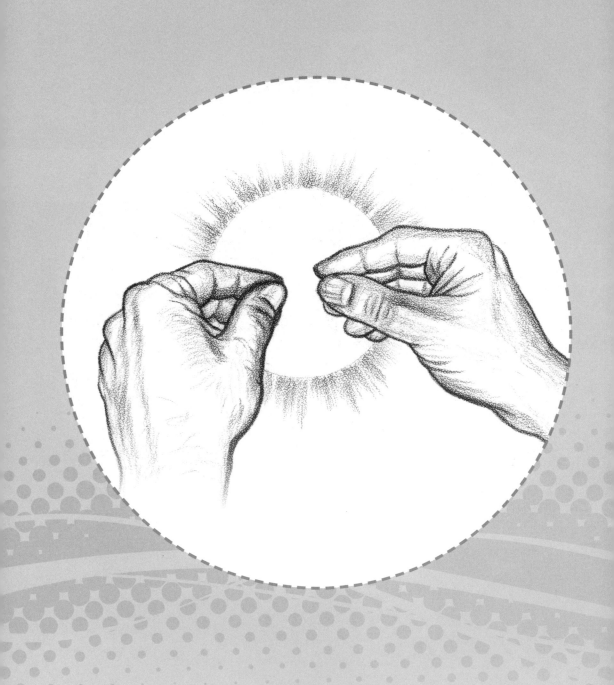

16
能量療癒的未來與展望

能量是物質與形式表象背後的真正實體。

——藍道夫‧史東 博士（Dr. Randolph Stone）

想像每個人都認同生命力的存在

　　我想，此刻正是分享我二十多年夢想的最好時機，而在此重要時刻，這個夢想或許可以生根、茁壯，並開始嶄露頭角。我就像個沉默的祈禱者，在內心深處始終懷抱著一個願景，我想像未來全世界的每個人都認同生命力的存在，就如同我們接受磁力與重力的存在一樣。儘管科學界逐漸注意到「気」、「氣」與「普拉納」，但生命力能量仍一直被視為迷思或民間傳說。

　　請一起加入我的想像吧！想想若大家普遍都認為生命力是真實的，那麼這個世界會是什麼樣子？以新工具測量或評估生命力的影響，就如同戴上一副新眼鏡來觀看世界。生命的每個面向都可從生命力的增減來看待，然後做出全新的抉擇。以下是幾個例子：

● 當每個人都相信真的有生命力時，我想像會有個稱為「生命力科學」的新科學分支成立，各個聲名卓著的學院與大學會熱烈地研究生命力科學。新事物會以超快的速度崛起，大家會接納這個區別生與死的特殊能量。當大家了解到意識會透過生命力的作用而影響物質時，物理、化學、生物、醫學與心理學的研究就會受到深遠的影響。

● 當每個人都相信真的有生命力時，我看到各家醫院、每間急診室與每輛救護車上都有能量療癒師的身影。一群群能量療癒師每天療癒病患好幾回。諾曼・席利博士建議，重症病患要接受

二十四小時的團體量子觸療療程，並固定在手術前、手術中及手術後實施。按照目前病患復原的標準來看，這個療癒就像是科幻小說裡的情節。當保險公司明白，他們支付量子觸療療程可以為他們省下多少億元後，我相信他們會更樂意見到這項療癒的實現。

● 我希望有一天，每個孩子都會在幼稚園裡學到量子觸療。倘若有個小孩不慎摔倒受傷，其他小孩自然而然就會馬上幫他觸療。當有個孩子因為過動而造成班上的困擾時，老師可以請小朋友為這個過動兒提供愛心而不是懲罰。等到每個孩子都學會了量子觸療，他們都會是威力無比的絕佳療癒師。

● 當每個人都接受生命力為真時，我預期未來只要有進行療程的必要，大家就會自然隨性地為彼此療癒。量子觸療隨時隨地都可進行，可能是在電影院、書店、派對、火車站或任何他人正巧需要療癒的地方。

● 當每個人都接受生命力為真時，我預期所有職業運動團隊出去比賽或受訓時，都會帶著一組有成就的療癒師隨行。無疑地，量子觸療能加速運動傷害的療癒。

● 我可以想像在已發展國家與第三世界國家都會廣泛使用生命力療程。

● 最後，我可以預想量子觸療未來絕對會有今日想像不到的突破性發展。

近來，科學家似乎就如同現代版的牧師，告訴全世界孰是孰非，而我相信用科學雙盲實驗模式的益處匪淺。對此抱持懷疑態度的科學家很快就會指出，我們愛談論的這個所謂的「能量」根本就不是能量，因爲這在物理層面上做不了「功」（work），「功」是物理學家用來形容能量影響物質的精準詞彙。

一九六〇年代，博納・葛拉德（Bernard Grad）醫師在麥基爾大學做了無數次實驗。在這些實驗中，他發現療癒師能造成水的表面張力降低，這個變化雖不大，卻是可測量的。改變水的氫原子鍵結模式從而影響其表面張力，這顯然就是物理層面的「功」。

葛藍・瑞恩（Glen Rein）博士是紐約的「量子生物研究實驗室」（Quantum Biology Research Lab）總監。他近來所做的類似實驗證明：療癒師的意念能讓DNA樣本扭轉得更緊或更鬆。我相信，若要證明我們所謂的「能量」的確就是能量，甚至從物理學家的角度來看也是如此，純粹只是時間早晚罷了。

我認爲證明生命力並非心理學現象是有其必要性的。爲了測試這點，我們將聯絡各大學，告知他們我們有非常有效的「安慰劑療癒」，而我們也很想了解其中的「心理機制」。我們可藉由療癒剛拔掉智齒的一些人，設計出一個簡單的試驗。第一組人接受眞正的療程，我們會讓有經驗的療癒師將雙手輕輕地放在這組人的下顎；第二組人會接受完全相同的療程，但由未經受過訓練的療癒師負責；第三組人則完全不接受療程。現在有新的藥物可以用來阻絕腦部執行聯

想，或阻絕安慰劑、習慣等發揮作用，有些受試者會接收這些藥物。我相信這些實驗的結果將會顯示，療癒並非導因於心理機制。然而，若是有人質疑究竟是什麼機制造成這些結果，我們就可重複博納·葛拉德醫師或葛藍·瑞恩醫師的實驗，證明是有物理性質的力量介入其中。

既然證明有個現象並非導因於心理機制，又是自身能量的力量所造成的，我們現在就可據以建立一門新的科學分支。我想稱這門新科學分支為「生命力科學」，因為這是通用名稱，可以包羅許多種自然療癒的方法。

對於使用能量療癒的療癒師來說，這種療法的效果當然不證自明，但因為政治、宗教、社會及經濟等種種因素，他們的這些領悟對大眾來說仍是個謎。我只能想像，若能活在認可、擁抱及珍惜生命力的世界，那該有多麼美好。

當每個人都相信真的有生命力時，我們將可從新的角度來看這個世界。我們怎麼種植食物？我們吃什麼？這都會從它如何影響生命力的角度來評估；教育也將從發展創意與慈愛著手，來提升孩子的生命力；至於醫療工作，則可從如何提升病患的生命力來評估療癒方法。運動、瑜伽、吐納、太極與其他各種健身保健的方法，都將變得更為重要。我們會看到，如何用微笑、誠實表達情緒、慈愛、關懷、親切及觸摸來提升生命力。當每個人都相信真的有生命力時，我們會生活在更有彈性、更健康以及更能實現個人抱負的世界。

　　我已預期未來「能量療癒」會變成普遍的技術，地球上的病痛與受苦程度將會大幅減少。我看過有些家庭爲了練習互相療癒而變得更加親密，因此，我預期未來每個使用這個療癒能量的家庭，都會因爲彼此內在而普遍的慈愛力量，變得更爲融洽親密。

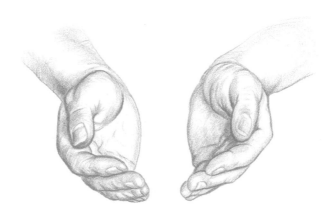

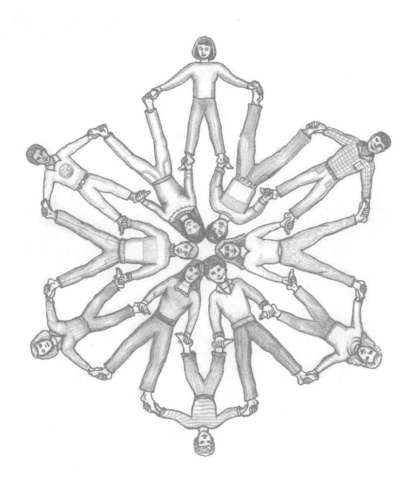

國家圖書館出版品預行編目（CIP）資料

量子觸療好簡單：能量養生新趨勢，療癒保健自己來！ /
理查．葛登（Richard Gordon）著；蔡永琪譯. -- 初版.
-- 臺北市：橡實文化出版：大雁文化發行，2016.08
面； 公分
譯自：Quantum-touch : the power to heal
ISBN 978-986-5623-42-5（平裝）

1.另類療法 2.健康法 3.能量

418.995   104025223

BH0028

量子觸療好簡單：
能量養生新趨勢，療癒保健自己來！
Quantum-Touch: The Power to Heal
（＊原書名：量子觸療好簡單！）

本書作者不具執業醫師資格，書中內容僅供作輔助之用，無法取代專業醫師的建議與診斷。如果您對健康狀況有所疑慮，請諮詢專業醫師的協助。

作　　者　理查·葛登（Richard Gordon）
審　　訂　林時維醫師
譯　　者　蔡永琪
責任編輯　田哲榮
協力編輯　劉芸蓁
封面設計　黃聖文
內頁排版　歐陽碧智
校　　對　吳小微

發 行 人　蘇拾平
總 編 輯　于芝峰
副總編輯　田哲榮
業務發行　王綬晨、邱紹溢
行銷企劃　陳詩婷
出　　版　橡實文化 ACORN Publishing
　　　　　地址：臺北市10544松山區復興北路333號11樓之4
　　　　　電話：02-2718-2001　傳真：02-2719-1308
　　　　　網址：www.acornbooks.com.tw
　　　　　E-mail信箱：acorn@andbooks.com.tw
發　　行　大雁出版基地
　　　　　地址：臺北市10544松山區復興北路333號11樓之4
　　　　　電話：02-2718-2001　傳真：02-2718-1258
　　　　　讀者傳真服務：02-2718-1258
　　　　　讀者服務信箱：andbooks@andbooks.com.tw
　　　　　劃撥帳號：19983379　戶名：大雁文化事業股份有限公司

印　　刷　中原造像股份有限公司
初版一刷　2016年 8 月
初版七刷　2022年 3 月
定　　價　350元
I S B N　978-986-5623-42-5